W0261191

# Sitzungsberichte der Heidelberger Akademie der Wissenschaften
## Mathematisch-naturwissenschaftliche Klasse

*Die Jahrgänge bis 1921 einschließlich erschienen im Verlag von Carl Winter, Universitätsbuchhandlung in Heidelberg, die Jahrgänge 1922–1933 im Verlag Walter de Gruyter & Co. in Berlin, die Jahrgänge 1934–1944 bei der Weißschen Universitätsbuchhandlung in Heidelberg. 1945, 1946 und 1947 sind keine Sitzungsberichte erschienen.*

*Ab Jahrgang 1948 erscheinen die „Sitzungsberichte" im Springer-Verlag.*

**Inhalt des Jahrgangs 1965:**

1. S. E. Kuss. Revision der europäischen Amphicyoninae (Canidae, Carnivora, Mam.) ausschließlich der voroberstampischen Formen. Antiquarisch. Preis auf Anfrage.
2. E. Kauker. Globale Verbreitung des Milzbrandes um 1960. Antiquarisch. Preis auf Anfrage.
3. W. Rauh und H. F. Schölch. Weitere Untersuchungen an Didieraceen. Antiquarisch. Preis auf Anfrage.
4. W. Felscher. Adjungierte Funktoren und primitive Klassen. (vergriffen).

**Inhalt des Jahrgangs 1966:**

1. W. Rauh und I. Jäger-Zürn. Zur Kenntnis der Hydrostachyaceae. 1. Teil. Antiquarisch. Preis auf Anfrage.
2. M. R. Lemberg. Chemische Struktur und Reaktionsmechanismus der Cytochromoxydase (Atmungsferment). Antiquarisch. Preis auf Anfrage.
3. R. Berger. Differentiale höherer Ordnung und Körpererweiterungen bei Primzahlcharakteristik. (vergriffen).
4. E. Kauker. Die Tollwut in Mitteleuropa von 1953 bis 1966. (vergriffen).
5. Y. Reenpää. Axiomatische Darstellung des phänomenal-zentralnervösen Systems der sinnesphysiologischen Versuche Keidels und Mitarbeiter. (vergriffen).

**Inhalt des Jahrgangs 1967/68:**

1. E. Freitag. Modulformen zweiten Grades zum rationalen und Gaußschen Zahlkörper. (vergriffen).
2. H. Hirt. Der Differentialmodul eines lokalen Prinzipalrings über einem beliebigen Ring. (vergriffen).
3. H. E. Suess, H. D. Zeh und J. H. D. Jensen. Der Abbau schwerer Kerne bei hohen Temperaturen. Antiquarisch. Preis auf Anfrage.
4. H. Puchelt. Zur Geochemie des Bariums im exogenen Zyklus. (vergriffen).
5. W. Hückel. Die Entwicklung der Hypothese vom nichtklassischen Ion. Antiquarisch. Preis auf Anfrage.

**Inhalt des Jahrgangs 1968:**

1. A. Dinghas. Verzerrungssätze bei holomorphen Abbildungen von Hauptbereichen automorpher Gruppen mehrerer komplexer Veränderlicher in eine Kähler-Mannigfaltigkeit. Antiquarisch. Preis auf Anfrage.
2. R. Kiehl. Analytische Familien affinoider Algebren. Antiquarisch. Preis auf Anfrage.
3. R. Düren, G.-P. Raabe und Ch. Schlier. Genaue Potentialbestimmung aus Streumessungen: Alkali-Edelgas-Systeme. Antiquarisch. Preis auf Anfrage.
4. E. Rodenwaldt. Leon Battista Alberti – ein Hygieniker der Renaissance. Antiquarisch. Preis auf Anfrage.

**Inhalt des Jahrgangs 1969/70:**

1. N. Creutzburg und J. Papastamatiou. Die Ethia-Serie des südlichen Mittelkreta und ihre Ophiolithvorkommen. Antiquarisch. Preis auf Anfrage.
2. E. Jammers, M. Bielitz, I. Bender und W. Ebenhöh. Das Heidelberger Programm für die elektronische Datenverarbeitung in der musikwissenschaftlichen Byzantinistik. Antiquarisch. Preis auf Anfrage.
3. M. Knebusch. Grothendieck- und Wittringe von nichtausgearteten symmetrischen Bilinearformen. (vergriffen).
4. W. Rauh und K. Dittmar. Weitere Untersuchungen an Didiereaceen. 3. Teil. Antiquarisch. Preis auf Anfrage.
5. P. J. Beger. Über „Gurkörperchen" der menschlichen Lunge. Antiquarisch. Preis auf Anfrage.

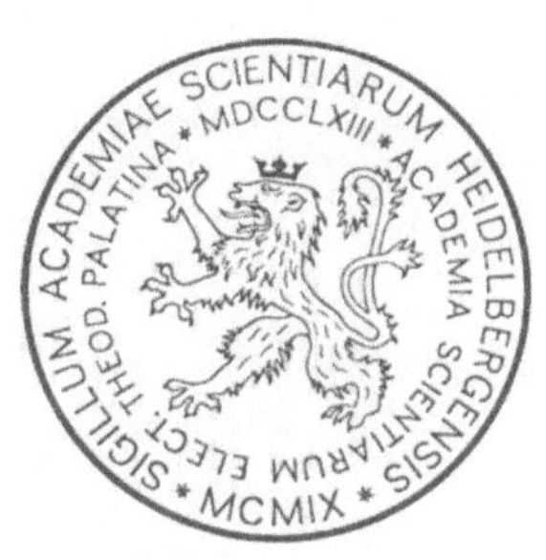

Sitzungsberichte der Heidelberger Akademie der Wissenschaften
Mathematisch-naturwissenschaftliche Klasse
Jahrgang 1980, 2. Abhandlung

Erhard Hinz

# Schistosoma intercalatum-Infektionen in Afrika
# Saisonkrankheiten in Nigeria

Beiträge zur Geomedizin der Tropen

Vorwort von
Helmut J. Jusatz

Mit einem Kartenblatt und 8 Abbildungen

*Vorgelegt von Richard Haas*
*(Sitzung vom 12. Januar 1980)*

Springer-Verlag Berlin Heidelberg GmbH

Professor Dr. rer. nat. Erhard Hinz
Institut für Tropenhygiene und
öffentliches Gesundheitswesen
Universität Heidelberg
Im Neuenheimer Feld 324
6900 Heidelberg

Veröffentlichung aus der Geomedizinischen Forschungsstelle
der Heidelberger Akademie der Wissenschaften

ISBN 978-3-540-10160-4     ISBN 978-3-642-46423-2 (eBook)
DOI 10.1007/978-3-642-46423-2

# Vorwort des Herausgebers

Als das wertvollste Erbe ERNST RODENWALDTS, dessen 100. Geburtstag im vergangenen Jahr durch Feierstunden in den beiden nach ihm benannten Instituten in Koblenz und in Togo gedacht wurde, kann heute der geomedizinische Gedanke angesehen werden, von dem er sich seit seiner Rückkehr aus den Tropen in seiner Lehre als Ordinarius für Hygiene und in seinen Forschungen als Mitglied der Heidelberger Akademie der Wissenschaften und Leiter der von ihm 1952 gegründeten Geomedizinischen Forschungsstelle leiten ließ. In dem von dieser Arbeitsstelle der Akademie betreuten dreibändigen Welt-Seuchen-Atlas (1952–1961) ist der Versuch gemacht worden, Vorkommen, Ausdehnung und Bewegung der epidemisch auftretenden Infektionskrankheiten in Weltkarten und Kontinentkarten darzustellen und so weit wie möglich mit geographischen und klimatischen Erscheinungen kartographisch in Verbindung zu bringen.

Bei der außerordentlich großen Zahl von Infektionskrankheiten konnten nicht sämtliche beim Menschen vorkommenden Krankheitseinheiten behandelt werden, vielmehr sollte die Herausgabe der Atlasblätter mit der Verbreitung der wichtigsten Seuchen eine Aufforderung sein, weitere Infektionskrankheiten unter Berücksichtigung geomedizinischer Gesichtspunkte zu bearbeiten.

In diesem Sinne füllt der Beitrag über das Vorkommen einer besonderen Form aus dem Kreis der tropischen Erkrankungen des Menschen durch eine Infektion mit einem Pärchenegel, dem Schistosoma intercalatum, eine Lücke aus, die auf den Karten des Welt-Seuchen-Atlas über Bilharziose-Verbreitung damals noch offen blieb. Die besondere Lage der Fundorte dieses Wurms in Afrika soll durch die Beigabe der Regenwaldgebiete hervorgehoben werden. Dieser Hinweis auf mögliche geoökologische Bedingungen läßt den Beitrag in die Reihe der Beispiele über Malariaverbreitung stellen, mit der RODENWALDT die Bedeutung der geoökologischen Erforschung der Schadgebiete für Bekämpfung und Prophylaxe von Tropenkrankheiten dargestellt hat.

Der zweite Teil ist ebenfalls als ein Beitrag zur Geomedizin der Tropenländer aufzufassen, indem in dieser Abhandlung die regional unterschiedliche Abhängigkeit des jahreszeitlichen Auftretens der Infektionskrankheiten in einem Tropenland von dem Jahresgang der Regenzeiten und Trockenzeiten nachgewiesen wird.

„Regenzeit und Trockenzeit beherrschen das Natur- und Menschenleben in den Tropen wie Winter und Sommer in unseren Breiten. Der Jahresrhythmus des Tierlebens nach Brunst und Brutzeit, der Zug der Vögel und die Wanderungen

der Heuschreckenschwärme, das Auftreten parasitärer Krankheiten für Mensch
und Tier, die Wanderungen des Weideviehs zwischen nassen und trockenen
Futterplätzen, alles spielt sich im Wechsel der Regen- und Trockenzeit ab." Mit
diesen Worten hat CARL TROLL, der verstorbene Direktor des Geographischen
Instituts der Universität Bonn, in seinem Beitrag zum Band „Weltkarten zur
Klimakunde" die Bedeutung des Saisonverhaltens für die Infektionen des
Menschen in den Tropen charakterisiert. Nigeria erscheint hierbei wegen der
Ausdehnung seines Staatsgebietes vom Ozean bis zur Sahelzone für geomedizini-
sche Forschungen besonders geeignet zu sein.

Dem Verfasser der ersten Abhandlung, Professor Dr. rer. nat. ERHARD
HINZ, Direktor der Abteilung Parasitologie der Fakultät für Theoretische
Medizin der Universität Heidelberg, ist es gelungen, in einem zweiten Beitrag
über das saisonale Verhalten verschiedener Infektionskrankheiten in diesem
Lande eine Vorstudie für die geplante Herausgabe einer Medizinischen
Länderkunde von Nigeria im Rahmen der Schriftenreihe „Medizinische Länder-
kunde – Geomedical Monograph Series" zu geben.

HELMUT J. JUSATZ

# Inhalt

# *Schistosoma intercalatum*-Infektionen in Afrika
## Häufigkeit und geographische Verbreitung*

Von
Erhard Hinz
Mit einer Kartenbeilage und 4 Textabbildungen

## Einleitung

Die durch verschiedene Arten der Gattung *Schistosoma* (Trematoda, Schistosomatidae) verursachten Formen der Schistosomiasis (Bilharziose) des Menschen stellen wegen ihrer großen Häufigkeit für verschiedene tropische Länder ein Gesundheitsproblem ersten Ranges dar. Bemühungen, diese Helmintheninfektionen unter Kontrolle zu bekommen, haben bisher nicht zu nennenswerten Erfolgen geführt. In vielen Fällen kam es sogar zu ihrer Ausbreitung, so z.B. wenn im Zuge des Neu- oder Ausbaues von Bewässerungsanlagen zum Zwecke der Erweiterung oder Verbesserung landwirtschaftlicher Nutzflächen die Bilharziose durch infizierte Wanderarbeiter in zuvor bilharziosefreie Gebiete eingeschleppt wurde und sich endemisch festsetzen konnte. Dies trifft insbesondere auf die drei überregional verbreiteten Arten zu, nämlich auf *Schistosoma haematobium, S. mansoni* und *S. japonicum*. Die Zahl der mit diesen Arten infizierten Menschen wird auf annähernd 200 Millionen geschätzt und ist in weiterem Ansteigen begriffen.

Unter denjenigen Schistosomen-Spezies, denen nur regionale oder lokale Bedeutung zukommt, wurde *S. intercalatum* in den letzten Jahrzehnten zunehmend auch außerhalb seiner ehemals bekannten Verbreitungsgrenzen beim Menschen angetroffen: Ursprünglich auf die äquatorialen Regenwaldgebiete Niederguineas (Zaire, Gabun) beschränkt, erfolgte anscheinend neben der Ausbreitung innerhalb dieser Länder auch ein Vordringen in nördlicher Richtung über Kamerun und die Zentralafrikanische Republik bis zur Republik Tschad, wo sich die Infektion im Bereich verschiedener Flußsysteme endemisch festsetzen konnte; darüber hinaus sind Einzelfälle aus Nigeria und Obervolta beschrieben worden. Diese Beobachtungen sowie Hinweise dafür, daß die Infektion auch in Ghana und Mali vorkommt, legten die Vermutung einer zukünftigen weiteren Ausbreitung von *S. intercalatum* in Afrika nahe.

Da bisher jeglicher gesicherte Nachweis eines tierischen Reservoirs für *S. intercalatum* fehlt (obwohl sich zahlreiche Säugetierarten experimentell infizieren lassen), wurde die Ausbreitung dieses Parasiten zunächst allein auf eine

---

* Herrn Prof. Dr. Dr. h.c. BERNHARD RENSCH, Münster, zum 80. Geburtstag in Verehrung gewidmet.

Einschleppung durch befallene Menschen zurückgeführt, wofür man in erster Linie Wanderarbeiter verantwortlich machte (DESCHIENS und DELAS 1969).

Dieses Konzept von der Ausbreitung der *S. intercalatum*-Bilharziose des Menschen beruht auf einem Analogieschluß aus dem von anderen Schistosomenarten bekannten Geschehen: Sofern potentielle Endemiegebiete mit der spezifischen Zwischenwirtsfauna bereits existieren oder sofern der Mensch geeignete ökologische Bedingungen für eine Ansiedlung der Zwischenwirtsschnecken schafft und diese einwandern oder eingeschleppt werden, können infizierte Menschen jederzeit durch Absetzen eierhaltigen Urins oder eierhaltiger Feces den Zyklus in Gang setzen.

Nach Ansicht von C. A. WRIGHT et al. (1972) liegt aber dem Entstehen neuer *S. intercalatum*-Herde beim Menschen ein völlig anderes Geschehen zugrunde. Sie halten diese Bilharziose-Form aus verschiedenen, wohl belegten Gründen für eine Zoonose des Regenwaldes. Überall dort, wo der Mensch in den Wald eindringt, z. B. beim Roden zur Gewinnung landwirtschaftlicher Anbauflächen, könne die Infektion von dem bereits existierenden sylvatischen Zyklus auf den Menschen übergehen. Es sei auch nicht damit zu rechnen, daß außerhalb der äquatorialen Regenwaldgebiete Afrikas autochthone *S. intercalatum*-Fälle beim Menschen auftreten. Verschiedene Indizien sprächen sogar eher für die zukünftige Einengung des potentiellen Verbreitungsgebietes als Folge des Zurückdrängens der Regenwaldbestände.

Die angeführten Fakten lassen es daher geboten erscheinen, die Dynamik des Ausbreitungsgeschehens zu analysieren und den neuesten Stand unserer Kenntnisse über die geographische Verbreitung von *S. intercalatum* tabellarisch zusammenzufassen und in einer Verbreitungskarte niederzulegen. Nicht zuletzt soll aber auch die Frage erörtert werden, aus welchen Gründen *S. intercalatum* bis in die 50er Jahre unseres Jahrhunderts hinein in seinem Vorkommen auf ganz bestimmte Gebiete Zaires und Gabuns beschränkt geblieben ist.


### Kurzer historischer Überblick


Bereits in den ersten Dezennien dieses Jahrhunderts wurden wiederholt Schistosomeneier mit Endstachel im Stuhl von Patienten in West- und Äquatorialafrika beobachtet (vgl. z. B. RAYNAL 1929). Es handelte sich jedoch um Einzelfälle, die man auf aberrante Infektionen mit dem Blasenpärchenegel *(S. haematobium)* zurückführte. Diese Ansicht konnte ihre Berechtigung auch aus der Beobachtung ableiten, daß Fälle bekannt geworden waren, bei denen Endstacheleier gleichzeitig in Stuhl *und* Urin auftraten. Sie geriet jedoch ins Wanken, als CHESTERMAN (1923) in Yakusu (Zaire) bei zwölf Patienten solche Eier ausschließlich im Stuhl nachweisen und in einem Autopsiefall keine Blasenbeteiligung entdecken konnte. Die später auf seine Veranlassung hin von FISHER (1934) durchgeführte Untersuchung gipfelte schließlich in der Beschreibung von *Schistosoma intercalatum* als neuer Spezies der Gattung *Schistosoma*, wobei die Namengebung auf die Zwischenstellung der Eier, die diese hinsichtlich Form und Größe zwischen *S. haematobium* und *S. bovis* einnehmen, zurückzuführen ist.

In der Folgezeit entwickelte sich eine Kontroverse um die artliche Eigenständigkeit von *S. intercalatum*, die schließlich aber zugunsten von *S. intercalatum* als selbständiger Spezies entschieden wurde (vgl. C. A. WRIGHT et al. 1972; MOJON und KLIEN-TRUONG 1972; VAN WIJK 1975). Ein auch für die Diagnose wichtiges Charakteristikum von *S. intercalatum* ist das Vorhandensein einer säurefesten Substanz in der Eischale, das es (gemeinsam mit *S. rodhaini*) von anderen Arten mit Endstacheleiern unterscheidet: Bei Anwendung der Ziehl-Neelsen-Färbung oder einer Modifikation dieser Technik stellen sich die Eier von *S. mansoni*, *S. rodhaini* und *S. intercalatum* rot, diejenigen von *S. haematobium*, *S. bovis* und *S. mattheei* im Gewebeschnitt farblos oder grün dar (BRYGOO und RANDRI-AMALALA 1959; BRYGOO et al. 1959; CAPRON und BRYGOO 1959a,b; BRYGOO 1961, 1965; BECQUET 1964a,b,c; MULLER und TAYLOR 1972a,b).

Bereits bevor FISHER (1934) seine Untersuchungen in Zaire durchführte, beschrieben NESSMANN und TRENSZ (1928) mit Lambarene (Gabun) ein weiteres Endemiegebiet. Erst mehr als 20 Jahre später stellte sich heraus, daß der Herd um Kisangani (Zaire) sich auch den Kongo-Lualaba weiter flußaufwärts erstreckte: Untersuchungen in Ubundu und Kindu (GILLET und WOLFS 1954) ergaben Prävalenzraten von 15,1% und 16,6%. In Gabun wurde zur gleichen Zeit die Hauptstadt Libreville als endemisch erkannt (LALOUEL 1954); nahezu gleichzeitig erfolgten die ersten Berichte über Fälle in der Zentralafrikanischen Republik (LE GAC et al. 1953) und in Kongo/Brazzaville (RAVISSE 1953). Schließlich dauerte es mehr als weitere 12 Jahre, bis die ersten Fälle für Kamerun (BECQUET 1967a,b), die Republik Tschad (BECQUET et al. 1970) und Obervolta (BECQUET und SAOUT 1969) beschrieben wurden. Die neuesten Angaben betreffen das Gebiet des Kainji-Stausees in Nigeria (TEESDALE 1971, 1972). Es steht jedoch dahin, ob sich alle diese Befunde sowie Hinweise, der Parasit käme auch beim Menschen in Ghana vor (ARYEETEY 1978, persönliche Mitteilung), tatsächlich auf einen Befall mit *S. intercalatum* zurückführen lassen oder nicht, ganz abgesehen von der Frage eines *autochthonen* Vorkommens. Dies gilt auch für den von GENTILINI et al. (1966) angeführten Fall eines Patienten aus dem Senegal.

## Der Entwicklungszyklus von *Schistosoma intercalatum*

*S. intercalatum* ist als Adultwurm (Abb. 1) ein Parasit der Mesenterialgefäße des Menschen. Obwohl sich die verschiedensten Säugetierarten experimentell infizieren lassen (vgl. z.B. NELSON 1960; NELSON et al. 1962; C.A.WRIGHT et al. 1972; KUNTZ et al. 1974, 1977a, b, 1978a, b, 1979; KUNTZ und MYERS 1974;

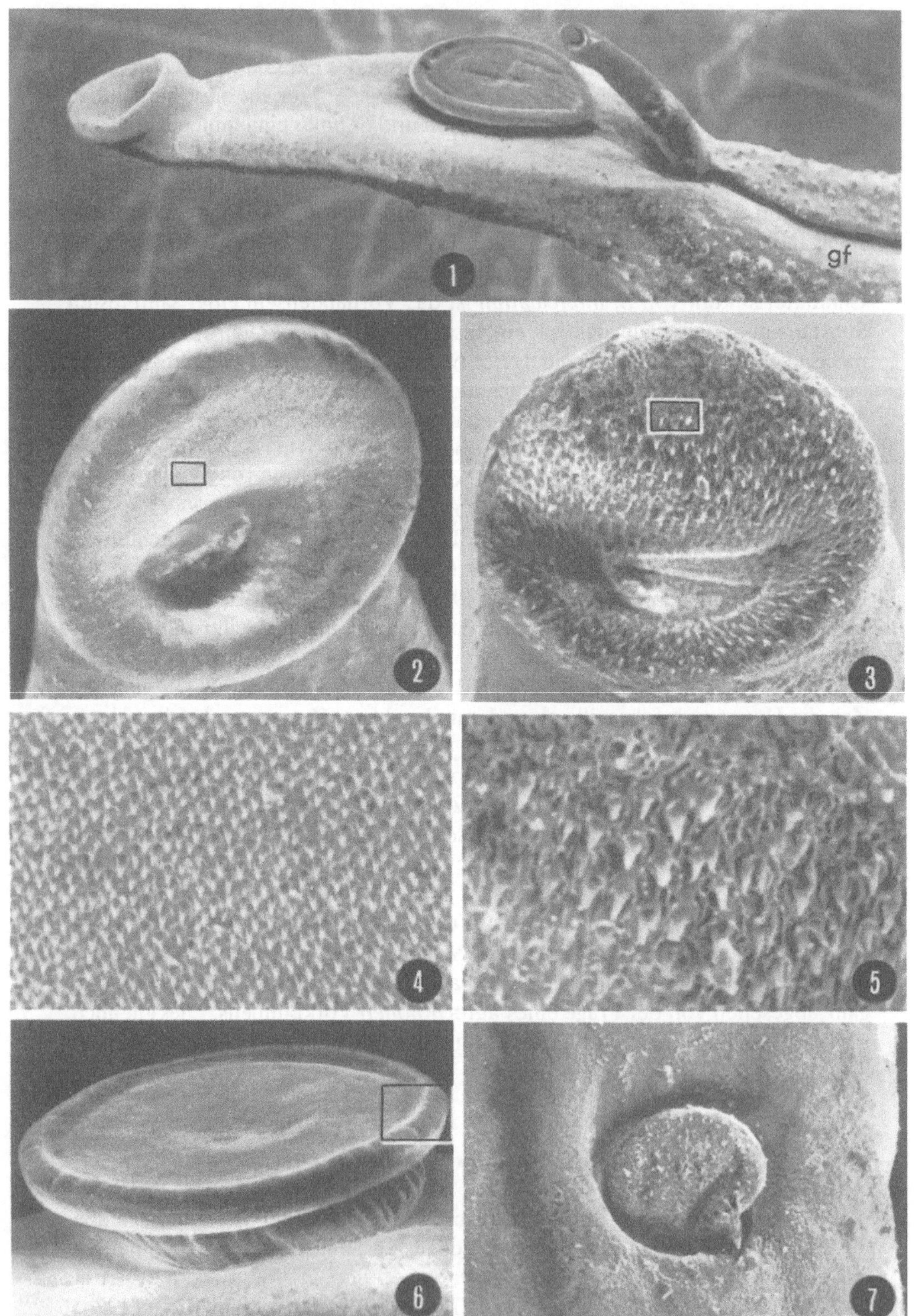

gf
1
2
3
4
5
6
7

MYERS und KUNTZ 1974; CHEEVER et al. 1976; FRANDSEN et al. 1978), wurden natürliche Infektionen von Säugetieren bisher nicht beobachtet. Es existiert lediglich ein einziger fraglicher Nachweis einer natürlich infiziert gefundenen *Hybomys univitatus* (SCHWETZ 1956a). Der hinsichtlich Art- und Individuenzahl geringe Umfang bisher auf natürliche Infektionen mit *Schistosoma intercalatum* untersuchter Säugetiere läßt allerdings nicht den Schluß zu, der Mensch sei einziger Endwirt dieses Parasiten. C. A. WRIGHT et al. (1972) fordern aufgrund bestimmter Überlegungen (s. u.) sogar, daß ein tierisches Reservoir vorhanden sein müsse.

Wie bereits erwähnt, werden die mit einem Endstachel versehenen Eier von *S. intercalatum* mit dem Stuhl ausgeschieden (Abb. 2). Ins Wasser gelangt, schlüpfen die Miracidien aus der Eihülle; sie müssen zur Weiterentwicklung in eine Zwischenwirtsschnecke eindringen. Als Zwischenwirte dienen – wie für *S. haematobium* – Wasserlungenschnecken (Fam. Planorbidae, Unterfam. Bulininae). Es hat sich jedoch herausgestellt, daß verschiedene Parasit-Wirt-Komplexe vorliegen, die eine Differenzierung von *S. intercalatum* in zwei Stämme rechtfertigen: Der sogenannte „Congo"-Stamm entwickelt sich in *Bulinus (Physopsis) globosus*[1] und *B. africanus* als Zwischenwirt, der sogenannte „Lower Guinea"-Stamm in *Bulinus (Pyrgophysa) forskalii* (vgl. C. A. WRIGHT et al. 1972). Aus den Schnecken schwärmen schließlich nach einer minimalen Präpatentperiode von 22–24 Tagen (Congo-Stamm) bzw. 34–53 Tagen (Lower Guinea-Stamm) Cercarien ins Wasser, die in der Lage sind, sich durch die Haut des Menschen einzubohren, nach einer Wanderungsphase zum Adultwurm heranzuwachsen, sich zu paaren und die spezifischen Ansiedlungsorte aufzusuchen.

◄**Abb. 1.** Adulte *Schistosoma intercalatum* (aus KUNTZ et al. 1977). **1** Vorderende eines Pärchens (120x). **2** Mundsaugnapf des Männchens (360x). **3** Mundsaugnapf des Weibchens (1340x). **4** und **5** Oberflächenstrukturen aus 2 und 3 (3200x bzw. 4200x). **6** Bauchsaugnapf des Männchens in Lateroventralansicht (300x). **7** Bauchsaugnapf des Weibchens in Ventralansicht (990x)

**Fig. 1.** Adult Schistosoma intercalatum (from KUNTZ et al., 1977). **1** Anterior end of male and female schistosome in copula, x 120. **2** Oral sucker of male, x 300. **3** Oral sucker of female, x 1340. **4** Rectangular area in 2 showing nature of spines on inner surface of oral sucker, x 3200. **5** Rectangular area in 3 showing nature of spines, x 4200. **6** Lateroventral view of acetabulum of male, x 300. **7** Ventral view of acetabulum of female, x 990

---

1 Aufgrund umfangreicher Untersuchungen der Schneckenfauna im Kongo-Lualaba-Bereich kommen FRANDSEN et al. (1978a) zu dem Schluß, daß es sich bei der dortigen Zwischenwirtsschnecke um *B. globosus* und nicht – wie seit FISHER (1934) angegeben – um *B. africanus* handelt.

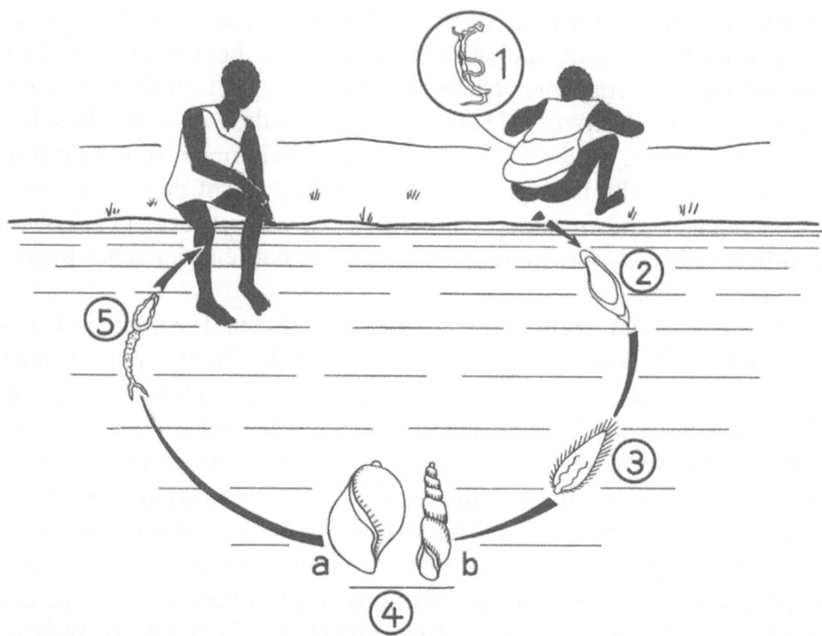


**Abb. 2.** Entwicklungszyklus von *Schistosoma intercalatum*. **1** Adulte Pärchenegel im Menschen. **2** Mit dem Stuhl ausgeschiedenes Endstachel-Ei. **3** Miracidium. **4** Zwischenwirtsschnecken. **a** *Bulinus (Physopsis) globosus* bzw. *B. (Ph.) africanus*. **b** *Bulinus (Pyrgophysa) forskalii*. **5** Cercarie

**Fig. 2.** *Life cycle of Schistosoma intercalatum. 1 Adult blood flukes in man. 2 Terminal-spined egg excreted with feces. 3 Miracidium. 4 Intermediate host snails. a Bulinus (Physopsis) globosus and B. (Ph.) africanus. b Bulinus (Pyrgophysa) forskalii. 5 Cercaria*

## Die Endemiegebiete von *S. intercalatum*

Die bisher bekannten Endemiegebiete sind auf verschiedene Länder West- und Zentralafrikas beschränkt. Nachgewiesene aktive Übertragungsherde bestehen im Bereich folgender Fluß- und Stadtgebiete:

Kongo-Lualaba (Yakusu-Kisangani-Ubundu, Kindu)
Ogowe (Lambarene, Ndjolé)
Libreville und Umgebung
Nyong und Sanaga (Eséka, Mbalmayo, Yaoundé, Obala, Edéa, Bokito)
Wouri, Nkam und Mungo (Penja, Loum, Douala)
Ubangi (Boyama)

Diese autochthonen Vorkommen sowie alle weiteren aus der Literatur bekannten Einzelfundorte von *S. intercalatum* beim Menschen wurden tabellarisch zusammengefaßt (S. 42 ff.) und ihre Lokalisation in der Kartenbeilage angegeben[2].

## 1. Kongo-Lualaba

Die Hauptherde im Bereich von Kongo-Lualaba befinden sich um Kisangani (Stanleyville), etwa von Yakusu bis zu den Stanley-Fällen sich flußabwärts erstreckend, um Ubundu (Ponthierville), Lokandu und Kindu. Die Frage, ob es sich hier um ein zusammenhängendes Endemiegebiet handelt, kann aufgrund der vorliegenden Angaben nicht beantwortet werden. Dies hängt im wesentlichen damit zusammen, daß der Kongo-Lualaba ein weniger geeignetes Schneckenhabitat insofern darstellt, als sich *B. (Ph.) globosus* am Ufer des Hauptflusses aufgrund der wechselnden Wind- und Wasserverhältnisse im allgemeinen nicht so lange aufhalten können, bis es zur Ausschüttung von Cercarien kommt, d. h., die Schnecken müßten sich mindestens für den Zeitraum der minimalen Präpatentperiode von 5–7 Wochen im Uferbereich aufhalten können, um als Infektionsquelle in Frage zu kommen. Das ist offensichtlich nicht der Fall, denn FISHER (1934) konnte bei der Untersuchung von vielen hundert *B. globosus* nur in einem einzigen Falle eine gut entwickelte Sporocyste nachweisen. Hinzu kommt, daß die aus den wenigen infizierten Schnecken schwärmenden Cercarien auf eine riesige Wassermenge verteilt werden. Auch können ablandige Winde bei Cercarien von *S. intercalatum*, die sich charakteristischerweise an der Wasseroberfläche aufhalten, aufs freie Wasser hinaustreiben, wo sie den schädigenden Strahlen des Sonnenlichts ausgesetzt sind und nicht lange überleben können.

Der Kongo-Lualaba spielt also selbst nicht die Hauptrolle bei der Übertragung von *S. intercalatum:* das Infektionsgeschehen spielt sich vorwiegend im Bereich seiner kleineren Nebenflüsse und ihrer Mündungen ab. So betrug z. B. die Infektionsrate der Schnecken in Yatumbo 2–3 % (FISHER 1934), im Bereich von Kisangani 0,3–2,7 %, wobei allerdings auch am Kongo selbst 0,6 % (rechtes Ufer) bzw. 1,2 % (linkes Ufer) der Schnecken infiziert waren (GILLET und WOLFS 1954). Bei Lula, ca. 10 km südlich Kisangani, betrugen 1950 die Prävalenzraten der Schnecken 0,6–10 %; 1951 wurden ebendort 6,5 % infizierte Schnecken ermittelt; einen noch höheren Anteil mit 15 % ergaben Untersuchungen im Bereich des Mambayo bei Ubundu (GILLET und WOLFS 1954).

---

2 Die Kartierung der Vegetationszonen erfolgte nach einer Karte der Vegetation von Afrika aus dem Atlas zur Biogeographie (Meyers Großer Physischer Weltatlas, Band 3, Blatt 28) durch den Autor, Herrn Prof. emeritus Dr. Josef SCHMITHÜSEN, vormals Direktor des Geographischen Instituts der Universität des Saarlandes, Saarbrücken, wofür ihm vielmals gedankt sei.

Im Bereich der Nebenflüsse des Kongo und ihrer Mündungen zwischen Yakusu und Kisangani herrschen für den Parasiten optimale Bedingungen: Eine Fischfang treibende Bevölkerung, deren Leben eng mit dem Wasser verbunden ist, ihre Defäkationsgewohnheiten und ihre Berufstätigkeit, dazu ideale Brutplätze für die Zwischenwirtsschnecken schaffen ein Milieu, in dem sich *S. intercalatum* hyperendemisch festsetzen konnte. Das Resultat sind die höchsten Prävalenzraten, die jemals berichtet wurden: Die Untersuchungen von FISHER (1934) für Yakusu und Yatumbo-Yawekelu ergaben in der Altersgruppe der 5- bis 9jährigen bei 90,5% einen Befall mit *S. intercalatum* (vgl. hierzu Abb. 3), diejenigen von SCHWETZ (1956b) in Lula eine Rate von 63% bei männlichen Kindern und Jugendlichen.

Was die Gesamtausdehnung des Endemiegebietes am Kongo-Lualaba betrifft, so setzt SCHWETZ (1956b) die Südgrenze zwischen Kindu und Kongolo an, wo der Regenwald in das Savannengebiet von Shaba übergeht. Dies scheint eine berechtigte Abgrenzung, da *S. intercalatum* aus verschiedenen Gründen besonders an den Biotop „Regenwald" angepaßt ist (s.u.). Nach Norden bzw. Nordwesten reicht das Verbreitungsareal nach FISHER (1934) bis zur Lomami-Mündung. FRANDSEN et al. (1978a) bezweifeln jedoch eine so weite Ausdehnung des Endemiegebietes in nordwestlicher Richtung. Sie konnten im Yangam-

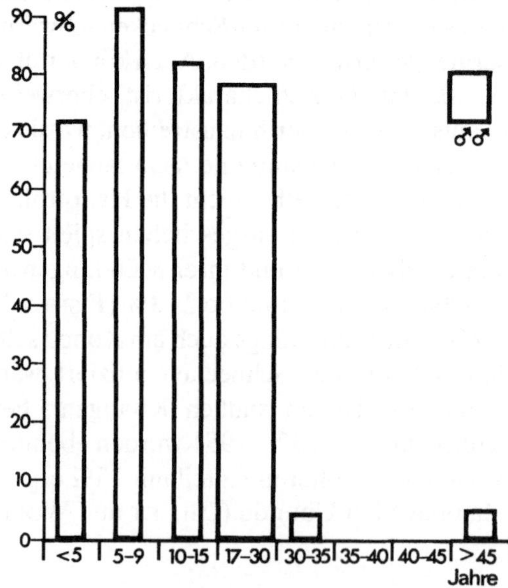


**Abb. 3.** *Schistosoma intercalatum:* Infektionsraten bei verschiedenen Altersgruppen in Yakusu und Yatumbo-Yawekelu (Zaire) (nach FISHER 1934)

*Fig. 3. Schistosoma intercalatum: Infection rates in different age groups in Yakusu and Yatumbo-Yawekelu, Zaire (after FISHER, 1934)*

bi-Isingi-Gebiet (im Bereich der Lomami-Mündung) trotz sorgfältiger Untersuchungen weder potentielle Zwischenwirtsschnecken nachweisen, noch in den dortigen Krankenhäusern und Dispensarien diagnostische Hinweise für das Vorkommen von *S. intercalatum*-Infektionen beim Menschen erhalten. Angaben, die noch weiter nordwestlich gelegene Orte wie Basoko (DECROOCQ 1969), Bumba (JANSSENS et al. 1967) und Lisala (BENNIKE et al. (1976) betreffen, stellen z.T. andernorts diagnostizierte Einzelbefunde dar, die durch Reihenuntersuchungen im fraglichen Gebiet nicht belegt sind. Dies gilt auch für alle anderen für Zaire in der Literatur angeführten Fälle (vgl. Tabelle 1). Als annähernd gesichert kann lediglich gelten, daß sich am Kongo-Lualaba ein Herdgebiet von Yakusu bis über Ubundu hinaus erstreckt und ein weiteres in der Region Lokandu-Kindu besteht.

Nach Angaben von BROWNE (1972) haben allerdings im Yakusu-Herd die durchgeführten Bekämpfungsmaßnahmen zu einem vollen Erfolg geführt. Vierteljährliche Untersuchungen der Schüler in Yakusu und einmal im Jahr vorgenommene Stuhlkontrollen aller Einwohner der umgebenden Dörfer sowie die Behandlung aller Infizierten mit Brechweinstein führten zu einer so starken Reduktion der Infektionsrate, daß BROWNE (1972) zu Beginn der 50er Jahre keine Eiausscheider mehr nachweisen konnte.


## 2. Ogowe

Fünf Jahre nachdem CHESTERMAN (1923) über Endstacheleier im Stuhl von Patienten in Yakusu berichtete, lassen NESSMANN und TRENSZ (1928) eine Publikation über drei entsprechende Fälle aus dem Hospital in Lambarene folgen. Daß es sich hier um ein bedeutsames Herdgebiet von *S. intercalatum* handelt, wird aber erst durch die Untersuchungen von ZELLWEGER (1940) bekannt, der als Hauptendemiegebiet das Flußgebiet des Ogowe einschließlich des Unterlaufs seiner Nebenflüsse und einiger mit diesen oder dem Ogowe in Verbindung stehender Seen zwischen Ndjolé und Achouka beschreibt. Die Infektionsraten der von ihm in N'Gomo, Lambarene und Adendé untersuchten Schüler von Missionsschulen schwankten zwischen 23,1 und 31,8%.

So hohe Infektionsraten wurden im Bereich des Oberlaufes des Ogowe und seiner Nebenflüsse niemals beobachtet. Dennoch muß in Betracht gezogen werden, daß aufgrund der Untersuchungen anderer Autoren auch außerhalb des Kerngebietes Achouka/Ndjolé *S. intercalatum* endemisch vorkommen kann. Dabei bleiben die von GILLES (1971) ermittelten Infektionsraten ($\leq 1\%$) so niedrig, daß man nicht auf antochthone Vorkommen schließen kann, auch deshalb nicht, weil ein nicht unerheblicher Teil der Infizierten aus Libreville, einem zweiten Übertragungsherd in Gabun, stammte.

Dagegen berechtigen die Ergebnisse von GARIN et al. (1978) in den Departements Ogooué-Lolo und Haut-Ogooué mit einer Gesamtinfektionsrate von 5,7% bei 1548 Untersuchten zu der Annahme eines endemischen Zyklus in diesem Gebiet. Insbesondere die für Okondja (Haut-Ogooué) ermittelte hohe Prävalenzrate (23,6%) spricht für diese Annahme. Der endgültige Nachweis durch Untersuchung der Zwischenwirtsfauna auf *S. intercalatum* steht allerdings noch aus. Insofern kann das Gebiet von Okondja sensu strictu lediglich für ein potentielles Endemiegebiet gehalten werden. Interessanterweise befindet sich dieser Ort noch im Bereich des äquatorialen Regenwaldes; unmittelbar östlich schließt sich das Savannengebiet des Batéké-Plateaus an.

Untersuchungen über die Zwischenwirtsfauna liegen für das Ogowe-Herdgebiet nicht vor. ZELLWEGER (1940) berichtete lediglich, er habe im Zilé-See bei Lambarene *Physopsis africana* gefunden, ohne jedoch entsprechende Zwischenwirtsstudien anstellen zu können. Es scheint jedoch eher wahrscheinlich, daß im Ogowegebiet der „Lower-Guinea"-Stamm von *S. intercalatum* verbreitet ist, dem *Pyrgophysa forskalii* als Zwischenwirt dient.

Die gelegentlich geäußerte Vermutung, *S. intercalatum* sei aus dem Kongo-Lualaba Herd nach Gabun eingeschleppt worden, dürfte jeder Grundlage entbehren. Die Tatsache von zwei verschiedenen Parasit-Zwischenwirt-Komplexen in Zaire und Gabun spricht für eine weit in die Vergangenheit zurückliegende Aufspaltung möglicherweise als Ergebnis geographischer Isolierung. So äußert ZELLWEGER (1940), der sich auf den Geologen CHOUBERT bezieht, daß die heutige Wasserscheide zwischen Kongo und Ogowe ehemals nicht existierte, der Kongo vielmehr durch das Ogowebett ins Meer floß. Die Auffaltung des heute bestehenden, beide Flußsysteme trennenden Höhenzugs hätte dann eine Teilung des ehedem bestehenden einheitlichen Endemiegebietes verursacht.

### 3. Libreville

Nachdem CLAPIER (1923) erstmals Endstacheleier im Stuhl zweier Patienten in Libreville beschrieben hatte, vergingen mehr als 30 Jahre, bis erneut über das Vorkommen von *S. intercalatum* in der Hauptstadt Gabuns berichtet wurde (LALOUEL 1954). Der geringe Anteil positiver Stuhlproben (0,7%) an einer Gesamtzahl von 8000 führte LALOUEL zu der Schlußfolgerung, die durch *S. intercalatum* verursachte Intestinalbilharziose sei von untergeordneter Bedeutung. Erst die Ergebnisse von DESCHIENS und POIRIER (1967), ODDOU und GILLES (zit. GILLES 1971) sowie DAZO und BILES (1972) führten zu der Erkenntnis, daß es sich um einen Herd mit relativ hoher Endemiezität handelt. Sie ermittelten Infektionsraten von durchschnittlich 10,1%, 20,7% und 19,7% für Schulkinder sowie von 18,0% für Erwachsene.

Die Lage Librevilles ist durch Hügel mit Gewässern charakterisiert, welche die verschiedenen Stadtdistrikte durchfließen. Diese als „Marigots" bezeichneten Gewässer stellen offensichtlich die Infektionsquellen dar, in denen die Zwischenwirtsschnecken brüten. Hier ermitteln DESCHIENS und POIRIER (1967) erstmals eine Infektionsrate von 36% bei der sehr häufig vorkommenden *B. (Pyrgophysa) forskalii*. Ein besonders hoher Anteil infizierter Schnecken wird von GILLES (1971) für den Oberlauf des Marigot Batavea mit seinen Zuflüssen beobachtet: Von 49 gesammelten Proben enthielten 27 (= 46%) infizierte *Pyrgophysa forskalii*. Die Infektionsrate in den einzelnen Proben schwankte zwischen 0 und 100%.

Das Stadtgebiet von Libreville stellt offensichtlich einen isolierten *S. intercalatum*-Herd dar; zumindest ließen sich bisher keine Zusammenhänge zu dem Endemiegebiet am Ogowe (Ndjolé-Lambarene) herstellen.

### 4. *Nyong und Sanaga*

Nachdem im Jahre 1965 BECQUET (1967a, b) erste Fälle von *S. intercalatum*-Befall bei Patienten aus Kamerun in Lille diagnostiziert hatte, führten die Untersuchungen verschiedener Arbeitsgruppen sehr schnell zur Entdeckung weiterer Endemieherde dieser Intestinalbilharziose in Kamerun. Zu diesen Endemiegebieten gehörten insbesondere auch die Flußsysteme von Nyong und Sanaga mit Herden in Edéa, Bokito, Eséka, Mbalmayo, Obala und Yaoundé (DELAS et al. 1968; DESCHIENS und DELAS 1969; DESCHIENS et al. 1969; DAZO und BILES 1972)[3]. Dabei handelt es sich um die Mittel- und Unterläufe dieser Flüsse in einem Areal etwa zwischen 3°30′N und 4°30′N sowie 10°10′E und 11°40′E.

Mit Ausnahme von Mbalmayo, für das bisher lediglich 2 *S. intercalatum*-Fälle (von 16 Untersuchten) nachgewiesen werden konnten, liegen für die anderen Orte so umfangreiche Untersuchungen vor, daß das autochthone Vorkommen des Parasiten dort als gesichert gelten kann. Die Prävalenzraten der besonders bei Schulkindern durchgeführten Untersuchungen schwanken in diesem Gebiet zwischen 5,7% (Obala) und 32,6% (Eséka). Daß es sich mit dem Nyong-Sanaga-Gebiet tatsächlich um einen aktiven Übertragungsherd handelt, konnte durch das Vorkommen infizierter *Pyrgophysa forskalii* nachgewiesen werden. Diese Schneckenspezies erwies sich in Eséka zu 66,3%, in Yaoundé zu 49,2%, in Edéa zu 37,5% als infiziert (DELAS et al. 1968).

Das Fehlen älterer Hinweise und die sehr späte Entdeckung der Herde am Nyong und Sanaga sprechen dafür, daß sich *S. intercalatum* erst in den 60er Jahren dort hat endemisch festsetzen können. Bei der großen Mobilität der Afrikaner wurde zunächst in erster Linie an eine Einschleppung aus den bereits bekannten Endemiegebieten in Gabun und Zaire durch Wanderarbeiter gedacht (DESCHIENS und DELAS 1969). Die Frage, ob dann die Herde in Libreville und

---

3 DESCHIENS et al. (1968b) führen in einer vorläufigen Mitteilung auch Nanga Eboko als Endemieherd an, ohne nähere Angaben zu machen. Die Bestätigung, daß *S. intercalatum* dort tatsächlich endemisch ist, steht jedoch noch aus.

am Ogowe oder die *S. intercalatum*-Vorkommen am Kongo-Lualaba den Ausgangspunkt einer solchen Einschleppung darstellen, kann relativ eindeutig beantwortet werden, da ja in Gabun und Zaire verschiedene Parasit-Zwischenwirt-Komplexe vorliegen. Aufgrund des bisherigen Standes der Kenntnisse handelt es sich im Nyong-Sanaga-Gebiet ausschließlich um den durch *Pyrgophysa forskalii* übertragenen Lower-Guinea-Stamm von *S. intercalatum*. Einerseits wurde diese Species in den untersuchten Gewässern bei Edéa, Eséka und Yaoundé zu einem hohen Prozentsatz infiziert gefunden, andererseits fehlte in den geprüften Proben *Bulinus globosus* völlig, die als Zwischenwirt für den Congo-Stamm des Parasiten dient. Sollten die Herde in Kamerun auf einer Einschleppung beruhen, dann könnte dies nur aus einem Gebiet erfolgt sein, in dem der zuerst genannte Schistosomenstamm heimisch ist, d. h., mit an Sicherheit grenzender Wahrscheinlichkeit aus Gabun.

C. A. WRIGHT et al. 1972 entwickeln dagegen ein völlig anderes Konzept zur Erklärung der heutigen Ausbreitung von *S. intercalatum* beim Menschen. Ihre Hypothese basiert auf der Annahme, die *S. intercalatum*-Bilharziose sei primär eine Zoonose den Regenwald bewohnender Säugetiere. Das heutige Auftreten beim Menschen als ursprünglichem Savannen-Bewohner resultiere aus der Tatsache, daß der Mensch erst seit relativ kurzer Zeit in den Regenwald eindringe, solche Waldgebiete besiedle und dadurch in Kontakt mit dieser Zoonose komme. Dies sei unabhängig voneinander in verschiedenen Gegenden West- und Zentralafrikas geschehen, womit die Annahme einer Weiterverbreitung durch Wanderarbeiter entfalle. Als belegtes Beispiel wird von den Autoren eine Untersuchung von HUBENDICK (1956) auf den Philippinen angeführt. Dort habe die *S. japonicum*-Bilharziose in Form eines sylvatischen Zyklus unter Nagetieren existiert. Als der Mensch den Wald zur Gewinnung landwirtschaftlicher Nutzflächen rodete, sei die Zoonose auf den Menschen übergesprungen. Eine ähnliche Situation nehmen SOUTHGATE et al. (1976) für New Deido (Douala) an. Dort wurde *S. intercalatum* bei Menschen nachgewiesen, die in ein kurz zuvor gerodetes Waldgebiet eingewandert waren. Auf der Ostseite von Douala war diese Helminthose beim Menschen bis dahin unbekannt.

Da – wie bereits erwähnt – ein natürliches Reservoir und damit ein sylvatischer Zyklus von *S. intercalatum* bislang unbekannt sind, bleiben die Überlegungen von WRIGHT et al. (1972) vorerst Hypothese. Ihre Überlegungen stellen jedoch die Annahme von der Weiterverbreitung von *S. intercalatum* durch Wanderarbeiter in Frage.

### 5. *Wouri, Nkam und Mungo*

Nahezu gleichzeitig mit der Entdeckung der Herde im Nyong-Sanaga-Bereich wurde mit dem Flußsystem von Wouri, Nkam und Mungo ein weiteres Endemiegebiet in Kamerun bekannt (VAN WIJK 1969 a, b; BECQUET et al. 1969).

Im Krankenhaus von Ndongué diagnostizierte Fälle, die überwiegend aus Loum stammten, führten VAN WIJK (1969a, b, 1975) dazu, eine genauere Untersuchung in Loum durchzuführen. Dort erwiesen sich 4- bis 15jährige Kinder zu 54,2% infiziert, wie aufgrund von Rectalschabseluntersuchungen festgestellt werden konnte (zur Altersverteilung vgl. Abb. 4).

In den südlich Loum gelegenen Orten Nyombé und Penja lagen die Infektionsraten mit 15,0% und 9,8% erheblich niedriger (BECQUET et al. 1969), möglicherweise dadurch bedingt, daß als Untersuchungsmethode lediglich der einfache Stuhlausstrich zur Anwendung kam.

Die genauere Analyse der Herkunft der in Ndoungué diagnostizierten Fälle durch VAN WIJK (1969a) ergab schließlich, daß nahezu das gesamte Einzugsgebiet von Wouri, Nkam und Mungo verseucht sein mußte, die Verbreitung von *S. intercalatum* also nicht auf die oben angeführten Orte beschränkt sein konnte. Das heute als endemisch erkannte Gebiet erstreckt sich von Douala im Süden bis über Nkongsamba im Norden hinaus ins Departement Haut-Nkam. Nach Osten dehnt es sich bis in die Gegend von Yabassi aus, im Westen greift es besonders im südlichen Bereich weit über den Mungo hinaus (VAN WIJK 1975; vgl. Karte).

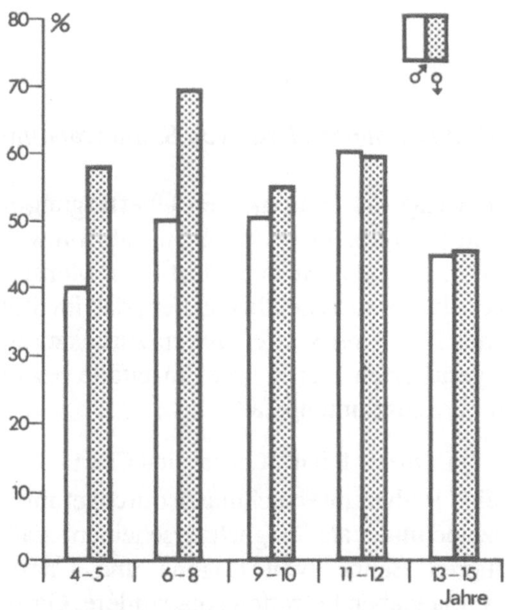


**Abb. 4.** *Schistosoma intercalatum:* Infektionsraten bei verschiedenen Altersgruppen in Loum (Kamerun) (nach VAN WIJK 1969b)

**Fig. 4.** *Schistosoma intercalatum: Infection rates in different age groups in Loum, Cameroon (after* VAN WIJK, *1969b)*

In Loum dient als Zwischenwirt für *S. intercalatum* ebenfalls *Pyrgophysa forskalii* (VAN WIJK 1975). Untersuchungen über die Infektionsraten dieser Schneckenspezies liegen für den Bereich von Wouri, Nkam und Mungo allerdings bisher nicht vor.


## 6. Ubangi

Nachdem vereinzelt in Bangui (Zentralafrikanische Republik) Fälle einer Ausscheidung von Endstacheleiern mit dem Stuhl beobachtet worden waren (LE GAC et al. 1953; BECQUET 1967 a, b; DECROOCQ 1969; DESCHIENS und DELAS 1969) führten BECQUET und DECROOCQ (1973) eine Reihenuntersuchung in Boyama (ca. 70 km südwestl. von Bangui), dem Herkunftsort einer Patientin, durch. In diesem in der Waldzone gelegenen Ort stellten sie eine Prävalenzrate von 14,5% bei 92 untersuchten Einwohnern fest. Die Diagnose „*S. intercalatum*" wurde durch spezifische Anfärbung der Eier gesichert. Was die Zwischenwirte betrifft, so vermerken BECQUET und DECROOCQ lediglich das häufige Vorkommen von *Physopsis* in einem „Marigot" unmittelbar westlich von Boyama. Es muß daher offenbleiben, welche Schneckenart in diesem Endemieherd den Zwischenwirt darstellt und um welchen Parasitenstamm es sich hier handelt.


## 7. Nicht gesicherte Herde von *S. intercalatum*

Neben den sicher nachgewiesenen aktiven Übertragungsherden gibt es für eine Reihe verschiedener Gebiete Westafrikas Literaturhinweise, die es möglich erscheinen lassen, daß *S. intercalatum* auch dort beim Menschen vorkommt. In anderen Fällen kann es als unwahrscheinlich gelten, daß im Stuhl nachgewiesene Endstacheleier auf einen Befall mit *S. intercalatum* zurückzuführen sind. Die sich auf alle solche nicht gesicherten Herde und Einzelfälle beziehenden Angaben werden im folgenden kurz zusammengefaßt.

### a) Oberer Benue, Logone und Chari

Obwohl bisher keine Reihenuntersuchungen durchgeführt wurden, lassen es die vorgelegten Einzelbefunde als möglich erscheinen, daß im Bereich der Flußsysteme des Oberen Benue, von Logone und Chari *S. intercalatum* endemisch ist. Die Einzelangaben betreffen Ngaoundéré, Garoua und Maroua in Nordkamerun (DESCHIENS und DELAS 1969), sowie Ndjamena (Fort Lamy) (DELPY et al. 1972) und möglicherweise den Bereich von Bongor, Fianga und Léré im Mayo Kebbi in der Republik Tschad (BECQUET et al. 1970). Darüber hinaus sind hier Befunde, die den Oberlauf des Chari in der zentralafrikanischen Republik betreffen, anzuführen. Dort wiesen BRUMPT et al. (1972) bei

Untersuchungen von 88 Einwohnern von Miamane und Miaméré in 4 Fällen Schistosomeneier mit Endstachel im Stuhl nach, die sie als *S. haematobium* bezeichnen. (Urinuntersuchungen und Rectalbiopsien wurden nicht durchgeführt). Bevor nicht sichergestellt ist, daß es sich in allen erwähnten Fällen bei den im Stuhl aufgefundenen Endstacheleiern tatsächlich um Eier von *S. intercalatum* (Nachweis durch Ziehl-Neelsen-Färbung) handelte und daß infizierte Zwischenwirtsschnecken vorhanden sind, ist eine gültige Aussage über das autochthone Vorkommen der *S. intercalatum*-Bilharziose weder für Nordkamerun und die Republik Tschad noch für den Norden der zentralafrikanischen Republik möglich.

### b) Kainji-See

Das Gebiet des Kainji-Sees, durch Aufstauen des Niger nördlich Jebba (Nigeria) entstanden, war wegen der mit dem Entstehen von Stauseen verbundenen Problematik wiederholt Gegenstand von Untersuchungen verschiedenster Art. Im Rahmen von Erhebungen über das Vorkommen von Helmintheninfektionen des Menschen stellte TEESDALE (1971, 1972) insbesondere bei den Bewohnern von Yelwa (4,9%) und Shagunu (6,1%) einen Befall mit *S. intercalatum* fest, den er auf den Nachweis von Endstacheleiern im Stuhl gründet. Nicht infizierte *P. forskalii* wurden vorwiegend in kleineren Gewässern im Gebiet von Yelwa nachgewiesen. Über das angekündigte Ergebnis der experimentellen Infektion von Schnecken liegt noch kein Bericht vor. Da auch DAZO und BILES (1972b, 1973a, b) lediglich bei 4 *P. forskalii* schistosomenähnliche Cercarien fanden und die Abmessungen von Endstacheleiern im Stuhl (DAZO und BILES 1973a) sich praktisch nicht von denjenigen aus dem Urin gewonnener Eier unterscheiden, muß zur Zeit noch angenommen werden, daß es sich um aberrante *S. haematobium*-Eier handelt, die von TEESDALE (1971, 1972) als *S. intercalatum* beschrieben wurden. Der Nachweis eines weiteren *S. intercalatum*-Herdes steht somit noch aus.

### c) Obervolta

Über das Vorkommen von *S. intercalatum* in Obervolta liegen die Berichte zweier Einzelfälle vor (JANSSENS et al. 1967; BECQUET und SAOUT 1969). In beiden Fällen wurde die Diagnose in Europa gestellt. Bei einem der Patienten handelte es sich um einen Missionar, der sich in Ouagadougou und Ouahigouya aufgehalten hatte. Da hier ein gleichzeitiger Befall mit *S. mansoni* vorlag und die Rektalbiopsie lediglich ein Ziehl-positives Schistosomenei ohne sichtbaren Stachel ergab, muß die Frage unbeantwortet bleiben, ob es sich tatsächlich um einen Fall von *intercalatum*-Befall handelte.

Neben diesen beiden Fällen liegt lediglich ein weiterer Bericht von RAYNAL (1929) vor, der bei einem Patienten gleichzeitig im Stuhl und Urin Endstacheleier nachwies.

#### d) Sonstige Angaben

Außerhalb der angeführten Länder wurden ebenfalls vereinzelt Endstacheleier ausschließlich im Stuhl oder aber in Stuhl und Urin gleichzeitig nachgewiesen. Meist handelt es sich dabei um ältere Angaben, für die äußerst zweifelhaft ist, daß es sich um *S. intercalatum* gehandelt haben könnte. Der Nachweis betrifft folgende Länder:

Niger (JANSSENS et al. 1967)
Guinea (JOYEUX 1912, CLAPIER 1916, 1926)
Senegal (LEGER 1923, 1928; NOC 1919 zit. n. RAYNAL 1929; NEVEUX
1920 zit n. RAYNAL 1929; BOUFFARD und NEVEUX 1908; BOUET und
ROUBAUD 1912; BRUMPT 1921; GENTILINI et al. 1966)
Mali (LEFÉVRE 1924; BOUFFARD und NEVEUX 1908; SULDEY 1925)
„Zentralafrika" (DYE 1924)
Angola (FRANÇA 1925)

Ebensowenig dürften sich Einzelangaben für Marokko (JOB 1915, BUREAU 1922 zit. n. RAYNAL 1929), Tunesien (CONOR 1911), Algerien (DURAND 1926), Ägypten (KHOURI 1928; MILTON zit. n. RAYNAL 1929; KHALIL 1926a, b) und Sudan (THOMSON zit. n. RAYNAL 1929) auf *S. intercalatum* beziehen.

### Diskussion: Das Verbreitungsmuster von *Schistosoma intercalatum* beim Menschen und seine Ursachen

Die geographische Verbreitung beim Menschen vorkommender tropischer Parasitosen, deren Erreger dem heteroxenen Typ zugehören, wird in der Regel durch die geographische Verbreitung ihrer Zwischenwirte bzw. Überträger und durch die Temperatur begrenzt, die der Parasit für seine Entwicklung im Zwischenwirt benötigt. Im Falle der durch *S. intercalatum* verursachten Intestinalbilharziose wurden bisher zwei verschiedene Zwischenwirtsarten bekannt, nämlich *Bulinus (Physopsis) globosus* und *Bulinus (Pyrgophysa) forskalii*, deren Verbreitungsareale weit über die bisher von *S. intercalatum* bekannten Endemiegebiete hinausgehen. So erstreckt sich z.B. das Verbreitungsareal von *P. forskalii* von 15° nördlicher bis 22° südlicher Breite in Afrika (DESCHIENS und DELAS 1969). In diesem Gürtel herrschen weitgehend Temperaturverhältnisse, die eine Entwicklung des Erregers im Zwischenwirt möglich machen. Zwischenwirtsverbreitung und Temperatur stellen also nicht die begrenzenden Faktoren für die Verbreitung von *S. intercalatum* beim Menschen dar; es müssen hierfür vielmehr andere Ursachen ausschlaggebend sein.

Wie bereits oben angeführt, diskutieren C.A. WRIGHT et al. (1972) die Hypothese, die *S. intercalatum*-Infektion sei primär eine Zoonose den Regenwald bewohnender Säugetiere, die an verschiedenen Orten unabhängig voneinander den Ausgangspunkt für die Infektion des Menschen gebildet habe, als dieser Waldgebiete in Besitz nahm und für den Ackerbau nutzbar machte. Dies könnte durchaus eine Erklärung für das heutige Fleckenmuster der Verbreitung darstellen und gegen die Theorie einer Verschleppung durch Wanderarbeiter sprechen (siehe Kartenbeilage). Diese Hypothese löst jedoch eine Reihe von Fragen aus, die nicht ohne weiteres zu beantworten sind.

Wenn wir davon ausgehen, daß die beiden bekannten *S. intercalatum*-Stämme („Lower Guinea" und „Congo") auf einen gemeinsamen Vorfahren zurückzuführen sind und sich infolge geographischer Isolierung (Auffaltung des Höhenrückens zwischen den ursprünglich einheitlichen Flußsystemen von Kongo und Ogowe) herausgebildet haben, dann muß es sich um eine relativ frühe Aufspaltung handeln. Als reine Zoonose hätte sich die *S. intercalatum*-Bilharziose während eines Zeitraumes von vielen Tausend Jahren eigentlich über das gesamte Regenwaldgebiet Afrikas ausbreiten müssen. Überall dort, wo der Mensch in den Wald eindrang, hätte es dann aber auch zu Infektionen des Menschen kommen müssen. Die Inbesitznahme des Waldes ist gerade in den heute sehr dicht besiedelten Gebieten z.B. Südnigerias sehr früh der Fall gewesen; der Primär-Wald ist dort über weite Strecken schon lange unter dem Einfluß menschlicher Tätigkeit durch Sekundärwald ersetzt. Es erscheint jedenfalls unwahrscheinlich, daß erst in den letzten Dezennien sich aus der Zoonose eine Zoo-Anthroponose entwickelt haben soll, während dies in den letzten Jahrhunderten unterblieben ist.

Sollte es sich aber ursprünglich um die Infektion von Säugetieren oder einer einzigen Säugetierart gehandelt haben, deren Verbreitungsareal auf die Gebiete in unmittelbarer Äquatornähe im Bereich der Länder Gabun und Zaire beschränkt blieb, dann wäre das späte Entstehen von Endemieherden in Kamerun nur durch eine Einwanderung dieser tierischen Endwirte in jüngster Zeit erklärbar. Meines Wissens ist jedoch kein Fall der Ausbreitung einer Säugetierart im äquatorialen Waldgebiet bekannt. Viel eher kommt es heute zum Rückzug der Tierarten auf die unter dem Eingriff des Menschen immer kleiner werdenden Waldareale. Insofern scheint eine Einschleppung durch Wanderarbeiter in zuvor *S. intercalatum*-freie Räume stärker begründet als die Einwanderung infizierter Tiere und die daran anschließende Infektion des Menschen. Repräsentiert aber der vermutete tierische Endwirt eine relativ seltene Tierart, die den Regenwald nur in geringer Individuendichte besiedelt, dann könnte sich die Hypothese von C. A. WRIGHT et al. (1972) am ehesten bestätigen. In einem solchen Falle käme es nur sehr selten zum Kontakt des Menschen mit kontaminiertem Wasser. Neue menschliche Endemieherde würden demnach also immer nur unter der Bedingung entstehen, daß im Gebiet bereits ein sylvatischer Zyklus existiert.

Bisher fehlt uns jedoch noch jeglicher Nachweis einer natürlichen Infektion von Säugetieren, wenn man einmal von dem sehr fraglichen Fall einer infizierten *Hybomys univitatus* absieht, über den SCHWETZ (1956a) berichtet. Allerdings muß man mit C. A. Wright et al. (1972) übereinstimmen, daß viele Säugetierarten des tropischen Regenwaldes, die aufgrund ihrer Lebensweise als Endwirte in Frage kommen, noch nicht oder aber nur in ungenügender Anzahl auf Befall mit *S. intercalatum* untersucht worden sind. Die Tatsache, daß sich eine Reihe von Säugetierspecies experimentell infizieren lassen, spricht jedenfalls für das Bestehen eines sylvatischen Zyklus.

Selbst wenn aber ein solcher Zyklus existiert und auf den tropischen Regenwald beschränkt ist (für letzteres sprechen eine Reihe anschließend erörterter Befunde), dann läßt sich daraus nicht zwingend schließen, neue Übertragungsherde beim Menschen könnten nur aus dem zoonotischen Potential heraus entstehen. Ausschlaggebend ist ja, daß der Mensch einen Biotop in Besitz nimmt, der ein potentielles Endemiegebiet darstellt. Die Frage, ob dann aber die Infekt-Kette durch bereits im Biotop lebende Tiere oder aber durch einwandernde infizierte Menschen in Gang gesetzt wird, muß offen bleiben.

Weitere Erklärungsmöglichkeiten für das bestehende Verbreitungsmuster ergeben sich aus zwei Beobachtungen, die die Beziehungen zwischen *S. haematobium* und *S. intercalatum* betreffen. Nur in Ausnahmefällen wurde nämlich eine Überschneidung der Verbreitungsareale dieser beiden Schistosomenspezies beobachtet. Es dürfte sich primär um vikariierende Arten gehandelt haben, von denen die eine auf den Regenwald, die andere auf die Savanne beschränkt war. Die andere Beobachtung besteht darin, daß sich derzeit im Gebiet von Loum (Kamerun) der Prozeß einer introgressiven Hybridisation zwischen beiden Arten vollzieht, wobei *S. haematobium* dominiert, so daß die Merkmale von *S. intercalatum* verdrängt werden (C. A. Wright et al. 1974; Southgate et al. 1976). Die Eiausscheidung erfolgt dann mit dem Urin, das Charakteristikum „Ziehl-positiv", das die Eier von *S. intercalatum* aufweisen, geht bei den Hybriden verloren. Tierexperimente ergaben, daß sich nach einer Kreuzung *S. haematobium*-♂ und *S. intercalatum*-♀ in den Eiern infektionsfähige Miracidien entwickeln, während dies im umgekehrten Falle unterbleibt. Dies ist auch der Grund dafür, daß die Eiausscheidung mit dem Urin erfolgt, da ja das *Schistosoma*-♂ das ♀ nach der Paarung zum Ort der Eiablage befördert.

Southgate et al. (1976) führen das Eindringen von *S. haematobium* in das zuvor reine *intercalatum*-Gebiet auf Umweltveränderungen (Waldrodung zur Gewinnung landwirtschaftlicher Nutzflächen) zurück, der es dem an offenes Gelände angepaßten Zwischenwirt dieser Art *(Bulinus rohlfsi)* ermöglichte, weiter vorzudringen. Im Mbette-Fluß (Loum, Kamerun) ist diese Ausbreitungstendenz flußaufwärts gerichtet. Flußabwärts überwiegt *B. rohlfsi,* während flußaufwärts *P. forskalii* häufiger ist. Parallel dazu sind die beiden Parasiten verbreitet.

Im Zusammenhang mit der Ausbreitung von *S. haematobium* und der Hybriden sind drei weitere Fakten bzw. Beobachtungen zu berücksichtigen, nämlich 1. die Hybriden können sich in beiden Zwischenwirten entwickeln, 2. *B. rohlfsi* ist erheblich größer als *P. forskalii,* kann also eine größere

Produktionsrate an Cercarien aufweisen, und 3. aufgrund des Vorhandenseins von Latrinen gelangen frische Feces mit Eiern von *S. intercalatum* seltener ins Wasser als Urin (z.B. durch badende Kinder), der die Eier von *S. haematobium* oder der Hybriden enthält.

Während DESCHIENS und DELAS (1969) die Endemieherde in Kamerun auf die Einschleppung durch Wanderarbeiter aus Gabun zurückführen und eine weitere Ausbreitung von *S. intercalatum* für möglich halten, ziehen SOUTHGATE et al. (1976) aus ihren Untersuchungsergebnissen den entgegengesetzten Schluß. Sie sind der Ansicht, daß *S. intercalatum* als Parasit des tropischen Regenwaldes sein Verbreitungsgebiet nicht ausdehnt, sondern daß dieses immer mehr eingeengt wird. Die Zunahme der in den letzten Jahren beobachteten Fälle menschlicher Infektionen ließe sich auf die Verbesserung des diagnostischen Instrumentariums und der Gesundheitsdienste zurückführen.

Sollten die Erwägungen von SOUTHGATE et al. (1976) zutreffen, dann könnte das heutige Verbreitungsmuster wenigstens zum Teil auf solche bisher der Beobachtung entgangene Hybridisationsprozesse zurückzuführen sein. Überall dort, wo *S. haematobium* auf *S. intercalatum* traf, könnte es zu einer Verdrängung gekommen sein. Unter Berücksichtigung der „Regenwaldzoonosen-Hypothese" müßte dann folgende Kausalkette angenommen werden: *S. intercalatum*-Bilharziose als Zoonose des Regenwaldes → „Forest clearing" durch den Menschen → Infektion des Menschen mit *S. intercalatum* → weiteres Zurückdrängen des Waldes durch den Menschen → Einwanderung der Zwischenwirtsschnecken von *S. haematobium* → Einschleppung der Blasenbilharziose → Hybridisation → Verschwinden der reinen *S. intercalatum*-Population.

Aufgrund weiterer Erörterungen von SOUTHGATE (1978) kann unter Einbeziehung der von C.A. WRIGHT et al. (1972) publizierten Ergebnisse belegt werden, daß wir mit *S. intercalatum* einen Parasiten des tropischen Regenwaldes vorliegen haben. In diesem Zusammenhang ist das Verhalten der Cercarien von besonderer Bedeutung. Die Cercarien von *S. intercalatum* halten sich nämlich unmittelbar an der Wasseroberfläche auf und reagieren selbst auf eine geringfügige Temperaturerhöhung von nur 1°C mit der Absonderung eines Sekretes aus postacetabularen Drüsen. Dieses Sekret kann zur Bildung einer Aggregation aus zahlreichen Cercarien führen, dessen miteinander verklebte Individuen dann nicht mehr in der Lage sind, sich am Endwirt festzuheften und dessen Haut zu penetrieren. Aus diesem Befund läßt sich ableiten, daß die Cercarien zu diesem Verhalten in den Regenwaldgebieten sehr viel seltener stimuliert werden als in der offenen Savanne. Luft- und Wassertemperaturen sind im Regenwald nur geringen Schwankungen ausgesetzt, zudem verhindert schattenspendende Vegetation eine schnelle Erwärmung der Wasseroberfläche. Darüber hinaus weist SOUTHGATE darauf hin, daß der Zwischenwirt *P. forskalii* z.B. in den Endemiegebieten Kameruns bevorzugt in kleinen fließenden Gewässern, in der Savanne Ostafrikas dagegen in kleinen stehenden, teilweise nicht perennierenden Wasseransammlungen brütet. In den ohnehin relativ geringen Temperaturschwánkungen ausgesetzten Brutbiotopen des Regenwaldes führt die Bewegung des fließenden Wassers infolge Vermischung zur weiteren Verminderung der Möglichkeit plötzlich auftretender Temperaturdifferenzen; offene, stehende Gewässer der Savanne dagegen können sich unter dem Einfluß der Sonneneinstrahlung nahezu schlagartig erwärmen. Da Cercarien vorwiegend nachmittags aus den Schnecken schwärmen (PITCHFORD und DU TOIT 1976) kann es in den Schneckenhabitaten der Savanne leicht zur Aggregation und damit zum Verlust der Invasionsfähigkeit kommen. Aus diesen Gründen war es daher *S. intercalatum* nicht möglich, sich außerhalb des Regenwaldes endemisch festzusetzen und zu etablieren.

Wenn man als gesichert voraussetzt, daß *S. intercalatum* ein Parasit des Regenwaldes ist, so bleiben doch eine Reihe von Fragen offen, die das heutige Verbreitungsmuster der durch diesen Parasiten verursachten Intestinalbilharziose des Menschen betreffen. Zunächst ist zu fragen, ob unsere Kenntnisse tatsächlich alle Endemiegebiete umfassen. Aufgrund der geringen klinischen Erscheinungen, die ein Befall mit *S. intercalatum* im allgemeinen hervorruft, könnten aktive Übertragungsherde bisher nämlich der Aufmerksamkeit entgangen sein. Weiterhin bleibt die Frage unbeantwortet, ob bereits lange bestehende Vorkommen beim Menschen erst in jüngster Zeit infolge verbesserter diagnostischer Möglichkeiten erkannt wurden oder ob diese Herde erst in jüngster Zeit entstanden sind, sei es durch Infektion aus einem Tierreservoir heraus, sei es durch eine Einschleppung seitens infizierter Wanderarbeiter. Zu klären bleibt auch, ob die *S. intercalatum*-Bilharziose als Zoonose existiert oder nicht. Ob nun aber zoonotischen Ursprungs oder eingeschleppt durch Wanderarbeiter, neue Endemiegebiete können praktisch nur im Regenwald und seinen Randbezirken entstehen. Da weiteres Zurückdrängen des Regenwaldes – wie dies unter dem Einfluß der Tätigkeit des Menschen ständig geschieht – das Verbreitungsgebiet zunehmend einschränkt, wird infolge Einwanderns der Zwischenwirte von *S. haematobium* sowie Einschleppens des Blasenpärchenegels selbst und infolge introgressiver Hybridisation der eine Parasit durch den anderen abgelöst. Wir werden in Zukunft also mehr damit zu rechnen haben, daß sich *Schistosoma haematobium* auf Kosten von *S. intercalatum* ausbreitet, als daß *S. intercalatum* sein Verbreitungsgebiet ausdehnt.


## Zusammenfassung

Der *Schistosoma intercalatum*-Befall des Menschen ist auf einige Länder Äquatorial- und Westafrikas beschränkt. Aktive Übertragungsherde bestehen in den Flußsystemen von Kongo-Lualaba (Zaire), Ogowe (Gabun), Nyong und Sanaga (Kamerun), Wouri, Nkam und Mungo (Kamerun), Ubangi (Zentralafrikanische Republik) und im Stadtgebiet von Libreville (Gabun). Darüber hinausgehende Angaben sind zweifelhaft; sie lassen nicht erkennen, daß in anderen Gebieten und Ländern *S. intercalatum* autochthon vorkommt.

Ob die außerhalb Gabuns und Zaires bekanntgewordenen Herde auf der Einschleppung durch Wanderarbeiter beruhen oder als Folge einer Infektion des in den Wald eindringenden Menschen aus einem sylvatischen Zyklus aufzufassen sind, kann nicht endgültig entschieden werden.

*Schistosoma intercalatum* ist ein Parasit des tropischen Regenwaldes, was wesentlich durch das Verhalten seiner Cercarien mitbestimmt wird. Zurückdrängen des Waldes durch Eingriffe des Menschen und introgressive Hybridisation engen sein potentielles Verbreitungsgebiet zunehmend ein und begünstigen das Vordringen der durch *S. haematobium* verursachten Blasenbilharziose des Menschen.

### *Schistosoma intercalatum* Infections in Afrika
### Prevalence, Incidence and Geographical Distribution
### Summary

Intestinal bilharziasis in man, caused by *Schistosoma intercalatum* Fisher 1934, is confined in its geographical distribution to various countries of West and Equatorial Africa. The disease is at present active in the following river and town areas:

1. Congo-Lualaba (Yakusu-Kisangani-Ubundu, Kindu; Zaire)
2. Ogowe (Lambarene-Ndolé; Gabon)
3. Libreville (Gabon)
4. Nyong and Sanaga (Eséka, Mbalmayo, Yaoundé, Obala, Edéa, Bokito; Cameroon)
5. Wouri, Nkam and Mungo (Penja, Loum, Douala; Cameroon)
6. Ubangi (Boyama; Central African Republic)

Isolated case reports concerning the occurrence of *S. intercalatum* in man in other West African countries (Nigeria, Chad, Niger, Upper Volta, and Senegal) are questionable. In some cases diagnosis is not clear, in others it is not certain whether one is concerned with autochthonous phenomena or not.

*Schistosoma intercalatum* in man is characterized by terminal-spined eggs, which are excreted in the stool. The shells of these eggs contain an acidproof substance that enables them to be depicted in section by means of Ziehl-Neelsen or Ziehl methyl green staining, and owing to this property they can be distinguished from *S. haematobium* eggs and various other Schistosoma eggs bearing terminal spines. Freshwater snails of the genus *Bulinus* serve as intermediate hosts of *S. intercalatum;* and in fact two different parasite intermediate-host complexes exist: the development of larvae in the Congo strain of *S. intercalatum* takes place in *Bulinus (Physopsis) globosus,* that of the Lower Guinea strain, in *Bulinus (Pyrgophysa) forskalii.*

The cercariae, swarming from the intermediate-host snails, tend, even at the slightest increase in temperature, to form aggregates and lose their infectiousness as a result. This helps explain why the geographical distribution is confined to the rain forest areas of West and Equatorial Africa: the constant temperatures in the more shaded waters of the tropical rain forest seldom or never elicit such aggregation phenomena; in the open savannah, by contrast, swift changes in temperature, brought about by the influence of solar radiation, and the resulting formation of aggregates are common occurences, with the result that *S. intercalatum* cannot establish itself endemically in such regions.

Until now only man has been found as the final host of *S. intercalatum*. Since a parasite reservoir in animals is as yet unknown, it cannot be definitively decided whether the foci of the disease that have become known outside of Gabun and Zaire have been introduced by migrant workers or are the result of an infection resulting from a sylvatic cycle of people moving into the forest. Since new foci of the disease are likely to arise solely in the rain forests, it may be assumed that man's pushing back the forest frontiers will lead to a decline in the potential breeding grounds of *S. intercalatum*. Rather do the thinning out of the forest areas and the process of introgressive hybridization, as observed in Loum (Cameroon), favour the spread of vesical bilharziasis in man, caused by *S. haematobium*.

## Literatur

Amberson JM, Schwartz E (1953) On African schistosomiasis. Trans R Soc trop Med Hyg 47:451–502

Andrews P (1977) Praziquantel – a novel schistosomicide. Parasitology 75:XVII–XVIII

Ayad N (1973) A short review of the epidemiology of schistosomiasis in Africa. Egypt J. Bilharziasis 1:9–27

Barbier M (1969) La bilharziose à *Schistosoma intercalatum* dépistée chez des Africains, en France métropolitaine. Étude parasitologique, thérapeutique de cinquante cas. Bull Soc. Path exot 62:874–893

Becquet R (1964a) Diagnostic histo-pathologique des bilharzioses: resultats obtenus par la coloration au Ziehl-vert de méthyle des biopsies rectales. Bull Soc Path exot 57:384–388

Becquet R (1964b) La biopsie rectale dans le diagnostic de la bilharziose intestinale: résultats fournis par la technique de coloration au Ziehl-vert de méthyle. Ann Biol clin 22:949–954

Becquet R (1964c) La rectoscopie et la biopsie rectale dans le diagnostic de la bilharziose intestinale. J Sci méd Lille 82:567–578

Becquet R (1967a) Contribution à l'étude de la bilharziose à *Schistosoma intercalatum*. Ann Soc belge Méd trop 47:35–58

Becquet R (1967b) Historique et répartition géographique actuelle de la bilharziose à *Schistosoma intercalatum*. J Sci méd Lille 85:213–218

Becquet R (1972) La bilharziose intestinale à Schistosoma intercalatum. Acta gastro-enter belg 35:285–306

Becquet R, Cousteix JP, Sigam M (1969) Étude préliminaire du foyer de bilharziose de Penja (Cameroun). J Sci méd Lille 87:349–354

Becquet R, Decrooq J (1973) Découverte d'un foyer actif de bilharziose intestinale à *Schistosoma intercalatum* en République centraficaine. Bull Soc Path exot 66:720–727

Becquet R, Lescaux F, Bernet J (1965) Valeur de l'intradermoréaction dans le diagnostic biologique des bilharzioses. J Sci méd Lille 83:667–676

Becquet R, Saout J (1969) La bilharziose intestinale à *Schistosoma intercalatum* en Haute-Volta. Bull Soc Path exot 62:146–151

Becquet R, Saout J, Pascal JM (1970) La bilharziose intestinale à *Schistosoma intercalatum* en République du Tchad (À propos de deux observations). Bull Soc Path exot 63:343–349

Bennike T, Frandsen F, Mandahl-Barth G (1976) La bilharziose à Kinshasa. Données actuelles et danger pour l'avenir. Études malacologiques, biologiques, cliniques et épidémiologiques. Ann Soc belge Med trop 56:419–437

Bennike T, Frandsen F, Mandahl-Barth G (1976) Schistosomiasis in Kinshasa: an autochthonous disease? Scand J inf Dis 8:223

Berghe L van den (1934) Les schistosomes humaines et animales au Katanga. Ann Soc belge méd trop 14:313–374

Berghe L van den (1939) Les schistosomes et les schistosomoses au Congo Belge et dans les territoires du Ruanda-Urundi. Mémoires de l'Institut Royal Colonial Belge. Section des Sciences naturelles et médicales. Mémoires 8, fasc 3:1–154

Biguet J, Rose F, Capron A, Tran Van Ky (1965) Contribution de l'analyse immuno-électrophorétique à la connaissance des antigènes vermineux. Incidences pratiques sur leur standardisation, leur purification et le diagnostic des helminthiases par immuno-électrophorèse. Revue Immunol Thér antimicrob 29:5–23

Bjørneboe A, Frandsen F (1979) A comparison of the characteristics of two strains of *Schistosoma intercalatum* Fisher, 1934 in mice. J Helminth 53:195–203

Blanc F, Nosny Y (1967) Nosographie des schistosomes. Ann Soc belge Méd trop 47:17–34

Bonebakker A (1972) *Schistosoma intercalatum*. Ned Tijdschr Geneesk 116:1060

Bouet G, Roubaud E (1912) Bilharziose au Dahomey et en Haute-Casamance. Quelques observations biologiques sur le miracidium bilharzien. Bull Soc Path exot 5:837–842

Bouffard, Neveux (1908) Bilharziose dans le Haut-Sénégal et le Haut-Niger. Bull Soc Path exot 1:430–432

Bourée P (1979) *Schistosoma intercalatum:* critères épidémiologiques de différenciation. Méd Mal inf 9:397–406

Browne SG (1969) (Diskussionsbemerkung zu Deschiens und Delas, 1969). Trans R Soc trop Med Hyg 63:S93

Browne SG (1972) (Diskussionsbemerkung zu Wright et al., 1972). Trans R Soc trop Med Hyg 66:63–64

Bruce-Chwatt LJ (1969) (Diskussionsbemerkung zu Deschiens und Delas, 1969). Trans R Soc trop Med Hyg 63:S92

Brumpt E (1921) Diskussionsbemerkung zu Pomaret und Andréani-Constantini (1921): Sur un cas de bilharziose mixte. Bull Soc Path exot 14:567–568

Brumpt, E (1930) Localisation vésicale expérimentale d'œufs de *Schistosoma mansoni* chez une souris. Localisations vésicales à *S. mansoni* et rectales à *S. haematobium* chez l'homme. Annls Parasit 8:298–308

Brumpt L-C, Degremont A, Barbier M, Coumbaras A, Laverde V (1968) Le niridazole dans le traitement des quatre bilharzioses à *S. haematobium, S. mansoni, S. japonicum* et *S. intercalatum*. Presse méd 76:797–800

Brumpt L-C, Ho Thi Sang, Jaeger G (1972) Quelques réflections à propos du parasitisme sanguin et intestinal dans deux villages d'Afrique centrale. Bull Soc Path exot 65:263–270

Brygoo ER (1961) Substance alcoolo-acido-résistante de la coque de d'œuf de quelques schistosomes. Arch Inst Pasteur Madagascar 28:81–82

Brygoo ER (1965) Les bilharzioses humaines à Madagascar. Arch Inst Pasteur Madagascar 33:79–206

Brygoo ER, Capron A, Randriamalala JC (1959) Sur quelques méthodes de coloration sélective des coques d'œufs d'helminthes parasites de l'homme. Bull Soc Path exot 52:655–664

Brygoo ER, Randriamalala JC (1959) Différence de colorabilité au Ziehl entre les œufs de *Schistosoma mansoni* et ceux de *Schistosoma haematobium*. Bull Soc Path exot 52:26–27

Buttner A, Lariviere M (1969) Les schistosomoses communes à l'homme et aux animaux. Gaz méd France 76:2447–2454

Capron A, Brygoo ER (1959a) Mise en évidence de la formation de la substance acido-alcoolo-résistante de la coque de l'œuf de *Schistosoma mansoni*. Arch Inst Pasteur Madagascar 28:153–154

Capron A, Brygoo ER (1959b) Sur la constitution des œufs d'helminthes. I. Présence et formation d'une substance acido-alcoolo-résistante de la coque. Bull Soc Path exot 52:574–577

Cassagne J-P, Discamps G (1977) A propos d'un cas de complication hepatique d'une bilharziose à *Schistosoma intercalatum*. Méd trop 37:87–89

Cheever AW, Kuntz RE, Moore JA, Huang TC (1976) Proliferative lesions of the urinary bladder in Cynomolgus monkeys *(Macaca fascicularis)* infected with *Schistosoma intercalatum*. Cancer Res 36:2928–2931

Chesterman CC (1923) Note sur la bilharziose dans la région de Stanleyville (Congo belge). Ann Soc belge Méd trop 3:73–75

Chestermann CC (1948) Diskussionsbemerkung zu Erfan (1948). Trans R Soc trop Med Hyg 42:115

Chestermann CC (1951) Schistosomiasis haematobia and schistosomiasis intercalata. In: Gradwohl RBH (ed): Clinical tropical Medicine, S:1049–1067 St. Louis

Chesterman CC (1954) Diskussionsbemerkung zu Fraga de Azevedo (1954). Ann Soc belge Méd trop 34:742

Chesterman CC (1960) Diskussionsbemerkung zu Nelson (1960). Trans R Soc trop Med Hyg 54:319

Chesterman CC (1969) The discovery of *S. intercalatum*. Diskussionsbemerkung zu Deschiens und Delas (1969). Trans R Soc trop Med Hyg 63:S92–S93

Chesterman CC (1972) Diskussionsbemerkung zu Wright et al. (1972). Trans R Soc trop Med Hyg 66:63

Christensen, NØ (1977) A method for the in vivo labelling of *Schistosoma mansoni* and *S. intercalatum* with radioselenium. Z Parasitenk 54:275–288

Christensen NØ, Frandsen F, Nansen P (1977a) A method for in vivo labeling of schistosome miracidia with radioselenium. J Parasit 63:165-166

Christensen NØ, Frandsen F, Nansen P (1977b) Host-finding capacity of schistosome cercariae: comparative efficiency of methods of mouse infection and a radioisotope assay system. J Helminth 51:105–113

Clapier P (1916) Les bilharzioses dans la région militaire de la Guinée. Bull Soc Path exot 9:739–747

Clapier P (1920) Contribution à l'étude de la répartition des bilharzioses en Afrique equatoriale francaise. Bull Soc Path exot 13:804–809

Clapier P (1923) *Schistosomum haematobium* à Libreville (Gabon). Bilharziose autochtone, bilharziose importée. Bull Soc Path exot 16:559–564

Clapier P (1926) La bilharziose chez le tirailleur sénégalais. Ann Méd Pharm colon 24:56–67

Coles GC (1972) Diskussionsbemerkung zu Wright et al. (1972). Trans R Soc trop Med Hyg 66:60

Conor A (1911) La bilharziose dans l'armèe en Tunesie. Soc Méd milit française, 13 Janvier 1911. Arch Inst Pasteur Tunis, 179

Coudert J, Garin JP, Ambroise-Thomas P, Pothier MA, Kien Truong Thai (1968) Diagnostic sérologique par immuno-fluorescence sur coupes à la congélation d'infection à *Schistosoma mansoni, S. haematobium* et *S. intercalatum*. Acta tropica 25:109–132

Courtois (1954) Pers Mitt an Gillet and Wolfs

Dazo BC, Biles JE (1972a) *Schistosoma intercalatum* in Cameroon and Gabon. Report on an investigation carried out in March-April 1971. WHO/SCHISTO/72.22. 19 S

Dazo BC,Biles JE (1972b) Schistosomiasis in the Kainji Lake area, Nigeria. Report on a survey made in October–December 1970. WHO/SCHISTO/72.71. 28 S

Dazo BC,Biles JE (1973a) Follow-up studies on the epidemiology of schistosomiasis in the Kainji Lake area, Nigeria (Nov –Dec 1971). WHO/SCHISTO/73.29. 23 S

Dazo BC,Biles JE (1973b) Report of the third year visit and summary of the three-year longitudinal study on the epidemiology of schistosomiasis in the Kainji Lake area, Nigeria (November–December 1972). WHO, Geneva. 27 S

Deconinck J, Wybran J, Lustman F (1970) Schistosomiase et manifestations immunologiques. Acta clin belg 25:241–252

Decroocq J (1969) Etude de 44 observations de bilharziose à *Schistosoma intercalatum*. Thèse Fac Méd Univ. Nancy, 154 S

Delas A, Deschiens R, Ngalle-Edimo S, Poirier A (1968) La bilharziose a *Schistosoma intercalatum* au Cameroun. Etude épidémiologique préliminaire. Bull Soc Path exot 61:625–640

Delpy P, Sirol J, Troncy J, Bono O (1972) Problèmes diagnostiques posés a Fort-Lamy (Tchad) par la présence d'œufs de schistosome a éperon terminal dans les selles de malades indemnes de bilharziose urinaire. Bull Soc Path exot 65:417–429

Deplats D (1969) Les annexites bilharziennes. Considerations particulières sur l'annexite à *Schistosoma intercalatum*. Thèse Fac Méd Univ Nancy

Deschiens R (1952) Le problème sanitaire des bilharzioses dans les Territoires de l'union francaise. Collection de la Société de Pathologie exotique. Monographie V, 99 S, Paris.

Deschiens R (1967) Sur un nouvel hôte intermédiaire de la bilharziose humaine à *Schistosoma intercalatum*. Compt rend Acad Sci, Paris, Sér D, 265:2008–2009

Deschiens R (1969) Quelles infestations par les schistosomes sont des zoonoses? Bull Soc Path exot 62:384–401

Deschiens R (1970a) Conditions du cycle évolutif expérimental de *Schistosoma intercalatum*. Compt rend Acad Sci, Paris, Sér D, 270:1064–1065

Deschiens R (1970b) Diskussionsbemerkung zu Becquet et al. (1970). Bull Soc Path exot 63:350

Deschiens R (1971) Sur l'extension géographique de la bilharziose à *S. intercalatum* en Afrique tropicale. Compt rend Acad Sci, Paris, Sér D, 272:2511–2512

Deschiens R (1972) Comportement écologique et épidémiologique de *Bulinus forskalii* vecteur de la bilharziose à *Schistosoma intercalatum*. Compt rend Acad Sci, Paris, Sér D, 274:1394–1395

Deschiens R (1973a) Le rôle vecteur des *Bulinus* du groupe *forskalii* dans les bilharzioses. Comt rend Acad Sci, Paris, Sér D, 276:1791–1792

Deschiens R (1973b) Le rôle vecteur des bulins du sous-genre *Pyrgophysa* dans les bilharzioses. Bull Soc Path exot 66:112–115

Deschiens R, Delas A (1968) Sur l'extension géographique en Afrique tropicale de la bilharziose à *Schistosoma intercalatum*. Compt rend Acad Sci, Paris, Sér D, 267:1605–1606

Deschiens R, Delas A (1969) L'extension géographique de la bilharziose à *Schistosoma intercalatum* en Afrique tropicale. Trans R Soc trop Med Hyg 63:S57–S65

Deschiens R, Delas A, Ngalle Edimo S, Poirier A (1968) La répartition géographique des bilharzioses humaines au Cameroun. Bull Soc Path exot 61:772–778

Deschiens R, Delas A, Ngalle Edimo S, Poirier A (1969) La schistosomiase à *Schistosoma intercalatum* en République fédérale du Cameroun. Bull Wld Hlth Org 40:893–898

Deschiens R, Delas A, Poirier A, Ngalle Edimo S (1968) La bilharziose à *Schistosoma intercalatum* au Cameroun (Note préliminaire). Bull Soc Path exot 61:222–223

Deschiens R, Poirier A (1967) Aspects épidémiologiques et cliniques de la bilharziose à *Schistosoma intercalatum* au Gabon. Bull Soc Path exot 60:228–240

Deschiens R, Vauthier C, Nordau CG (1972) Observations écologiques et biologiques sur *Bulinus forskalii* vecteur de la bilharziose à *Schistosoma intercalatum*. Bull Soc Path exot 65:138–145

Dingemans KP, Elias EA (1978) Changes in the hamster liver after experimental infection with *Schistosoma intercalatum*. An ultrastructural study. Ann trop Med Parasit 72:231–242

Dupuy L (1925) Sur un cas de bilharziose intestinale à *Schistosoma haematobium*. Ann Soc belge méd trop 5:37–39

Durand P (1926) La bilharziose au Sahara. – Djanet. Arch Inst Pasteur Tunis 15:348–361

Dye WH (1924) Schistosomiasis and splenomegaly in central Africa. J R Army med Corps 43:161–181

Erfan M (1948) Pulmonary schistosomiasis. Trans R Soc trop Med Hyg 42:109–116

Euzéby J (1973) Bilharzioses des mammifères et bilharzioses de l'homme: relations épidémiologiques. Bull Acad nationale Méd 157:674–680

Fain A (1952) Description de la cercaire de *Schistosoma intercalatum* Fisher 1934 et d'une nouvelle xiphidiocercaire du groupe Ornatae (sous-groupe Prima). Ann Soc belge Méd trop 32:433–441

Fisher AC (1934) A study of the schistosomiasis of the Stanleyville District of the Belgian Congo. Trans R Soc trop Med Hyg 28:277–306

Fraga de Azevedo J (1954) Preuves cliniques et histo-pathologiques de l'importance de la bilharziose mansoni. Ann Soc belge Méd trop 34:735–750

Fraga de Azevedo J (1969) Relations biologiques parmi les différentes souches géographiques du complexe *Schistosoma haematobium*. Bull Soc Path exot 62, 348–375

França C (1925) Observations sur la bilharziose. IX. La bilharziose à Angola. Bull Soc portug Sci nat 10:75–77

Frandsen F (1975) Host-parasite relationship of *Bulinus forskalii* (Ehrenberg) and *Schistosoma intercalatum* Fisher 1934, from Cameroon. J Helminth 49:73–84

Frandsen F (1977) Investigations of the unimiracidial infection of *Schistosoma intercalatum* in snails and the infection of the final host using cercariae of one sex. J Helminth 51:5–10

Frandsen F (1978a) Hybridization between different strains of *Schistosoma intercalatum* Fisher, 1934 from Cameroon and Zaire. J Helminth 52:11–22

Frandsen F (1978b) The validity of the spectrum of intermediate hosts of the schistosomes in the taxonomy of the *Schistosoma*. 4th int Congr Parasit, 19–26.8.1978, Warszawa; Short Communications C, 105

Frandsen F (1978c) An assessment of the compatibility between *Schistosoma* sp. and their intermediate hosts using the cercarial production from a population of snails. 4th int Congr Parasit, 19–26.8.1978, Warszawa; Short Communications C, 105–106

Frandsen F (1979a) Further studies on the compatibility between *S. intercalatum* from Cameroon and Zaire and species of Bulinus. Z Parasitenk 58:161–167

Frandsen F (1979b) Discussion of the relationships between *Schistosoma* and their intermediate hosts, assessment of the degree of host-parasite compatibility and evaluation of schistosome taxonomy. Z Parasitenk 58:275–296

Frandsen F, Bennike T, Cridland CC (1978a) Studies on *Schistosoma intercalatum* Fisher, 1934 and its intermediate snail host in the Kisangani area, Zaire. Ann Soc belge Méd trop 58:21–31

Frandsen F, Monrad J, Christensen NØ (1978b) Sheep as a potential reservoir host for *Schistosoma intercalatum*. J Parasit 64:1136

Garin Y, Languillat G, Beauvais B, Tursz A, Larivière M (1978) La parasitisme intestinal au Gabon oriental. Bull Soc Path exot 71:157–164

Gaud, J (1955) Les bilharzioses en Afrique occidentale et en Afrique centrale. Bull Wld Hlth Org 13:209–258

Gentilini M, Capron A, Imbert J-C, Escande J-P, Vernes A, Domart A (1966) Essais thérapeutiques d'un dérivé du nitro-thiazole dans la bilharziose chronique. Étude clinique et sérologique portant sur 100 malades. Bull Soc Méd Hôp Paris 117:323–341

Gilles MJC (1971) Les bilharzioses au Gabon. Bull Soc Path exot 64:879–886

Gillet J, Wolfs J (1954) Les bilharzioses humaines au Congo Belge et au Ruanda-Urundi. Bull Wld Hlth Org 10:315–419

Godfrey DG (1978) Identification of economically important parasites. Nature, London, 273:600–604

Itoua N'Gaporo A, Coulm J (1978) La bilharziose intestinale en République Populaire du Congo. Considérations épidémiologiques à partir des cas déclarés entre 1952 et 1976. Méd trop 38:537–546

36                                    E. Hinz


Janssens PG, Muynck A de, Sieniawski J (1963) De behandeling van de darmschistosomo-
    se met behulp van Lucanthon. Ann Soc belge Méd trop 43:129–142
Janssens PG, Muynck A de, Sieniawski J (1965) Treatment of intestinal schistosomiasis
    with lucanthon. Trop geogr Med 17:112–120
Janssens PG, Muynck A de, Ros G van, d'Arenberg S, Gigase P, Meirvenne N van (1967)
    Niridazole en schistosomiasis-behandeling. Ann Soc belge Méd trop 47:455–490
Job E (1915) Note sur la bilharziose au Maroc. Bull Mém Soc Méd Hôp Paris
    31:1282–1288
Joyeux C (1912) Note sur quelques cas de bilharziose observés à Kouroussa (Guinée
    française). Bull Soc Path exot 5:504–505
Khalil M (1926a) The effect of the period of service upon parasitic infection amongst the
    Cairo City police force. J Helminth 4:115–122
Khalil M (1926b) A comparative study of the methods utilised in the treatment of
    bilharziosis with a report on a new remedy "Bayer SB. 212". Arch Schiffs- u Tropenhyg
    30:451–467
Khouri J (1928) Sur un cas rare d'infestation intestinale simultanée par *Schistosoma
    mansoni* et par *Sch. haematobium*. Bull Soc Path exot 21:772
Kuntz RE (1955) Biology of the schistosome complexes. Am J trop Med Hyg 4:383–413
Kuntz RE, Tao-cheng Huang, Moore JA (1977) Patas monkey *(Erythrocebus patas)*
    naturally infected with *Schistosoma mansoni*. J Parasit 63:166–167
Kuntz RE, McCullough B, Huang TC, Moore JA (1978) *Schistosoma intercalatum* Fisher,
    1934 (Cameroon) infection in the patas monkey *(Erythrocebus patas* Schreber, 1775).
    Int J Parasit 8:65–68
Kuntz RE, McCullough B, Huang TC, Moore JA (1979) Susceptibility of squirrel monkey
    *(Saimiri sciureus)* to infection by mammalian schistosomes. Int J. Parasit 9:213–220
Kuntz RE McCullough B, Moore JA, Huang TC (1978) Experimental infection with
    *Schistosoma intercalatum* (Fisher, 1934) in the chimpanzee *(Pan troglodytes)* and the
    gibbon *(Hylobates lar)*. Am J trop Med Hyg 27:632–634
Kuntz RE, Myers, BJ (1974) Parasitological aspects of mammalian ("human" and
    "nonhuman") schistosome infection in the squirrel monkey *(Saimiri sciureus)*. Trans
    Am microsc Soc 93:434
Kuntz RE, Myers BJ, Tao-cheng Huang, Moore JA (1974) Parasitological aspects of
    *Schistosoma intercalatum* Fisher, 1934 (Cameroon) infection in the American
    opossum *(Didelphis marsupialis* L.). Proc helm Soc Wash 41:221–223
Kuntz RE, Tulloch GS, Tao-cheng Huang, Davidson DL (1977) Scanning electron
    microscopy of integumental surfaces of *Schistosoma intercalatum*. J Parasit 63:401–
    406
Lagrange E (1920) Sur un cas de bilharziose intestinale à *Schistosoma haematobium*.
    Répartition géographique de l'affection au Congo belge et dans l'Est-Africain. Bull Soc
    Path exot 13:28–29
Lalouel J (1954) Bilharziose intestinale à *Schistosoma intercalatum* à Libreville. Bull Soc
    Path exot 47:531–534
Lane C (1936) The carriage of schistosomes from man to man, with special attention to the
    molluscs which are their larval hosts in different parts of the earth. Trop Dis Bull
    33:1–15
Lapierre J, Anvelle T, Tourte-Schaefer C, Roose A (1978) Étude comparative de la valeur
    des antigènes *Schistosoma mansoni* et *Schistosoma haematobium* dans la réaction

d'immunofluorescence indirecte appliquée au diagnostic de la bilharziose rectale à *Schistosoma intercalatum.* Bull Soc Path exot 71:450–454

Larivière M, Buttner A, Picot H (1969) Donées épidémiologiques sur le complexe *Schistosoma haematobium* en Afrique sud-saharienne. Bull Soc Path exot 62:376–384

Lefévre R (1924) La bilharziose au Soudan Français (cercle de Mopti). Bull Soc Path exot 17:720–722

Le Gac P, Sauermann M, N'Koa A (1953) Mise en évidence pour la première fois en Oubangui-Chari de *Schistosoma intercalatum* (Fisher, 1934). Bull Soc Path exot 46:15–16

Leger M (1923) Les bilharzioses urinaire et intestinale au Sénégal. Bull Soc Path exot 16:141–144

Leger M (1928) À propos de la localisation aberrante de *Schistosomum haematobium* et de *Schistosomum mansoni.* Bull Soc Path exot 21:773–774

Lengy J (1962) Studies on *Schistosoma bovis* (Sonsino, 1876) in Israel. II. The intra-mammalian phase of the life cycle. Bull Res Counc Israel 10E:73–96

Lichtenberg F, Lindenberg M (1954) An alcohol-acid-fast substance in eggs of *Schistosoma mansoni.* Am J trop Med Hyg 3:1066–1076

Lietar J (1956) Biologie et écologie des mollusques vecteurs de bilharziose à Jadotville. Ann Soc belge Méd trop 36:919–1036

Louisia G (1964) À propos d'un cas de bilharziose à *Schistosoma intercalatum.* Thèse Fac Méd Pharm Univ. Bordeaux, 57 S.

Mandahl-Barth G (1958) The intermediate host of *Schistosoma,* African *Biomphalaria* and *Bulinus.* WHO Monograph Series No. 37

Mandahl-Barth G (1965) The species of the genus *Bulinus,* intermediate hosts of *Schistosoma.* Bull Wld Hlth Org. 33:33–44

McLaren DJ, Hockley DJ (1977) Blood flukes have a double outer membrane. Nature, London, 269:147–149

Mojon M, Kien-Truong T (1972) Evolution du concept *Schistosoma intercalatum.* Lyon méd 228:331–337

Morrison H (1928) Annual report on the African hospital laboratory, Kaduna 1927. In: Nigeria. Annual medical and sanitary Report for the Year 1927. Appendix D, S 84

Mouchet R (1918) Bilharziose à localisation appendiculaire. Bull Soc Path exot 11:297–300

Muller RL, Taylor MG (1972a) The specific differentiation of schistosome eggs by the Ziehl-Neelsen technique. Trans R Soc trop Med Hyg 66:18–19

Muller RL, Taylor MG (1972b) On the use of the Ziehl-Neelsen technique for specific identification of schistosome eggs. J Helminth 46:139–142

Myers BJ, Kuntz RE (1974) Parasitological aspects of *Schistosoma intercalatum* infection in nonhuman primates. Trans Am microsc Soc 93:435–436

Nelson GS (1960) Schistosome infections as zoonoses in Africa. Trans R Soc trop Med Hyg 54:301–316

Nelson GS, Teesdale C, Highton RB (1962) The rôle of animals as reservoirs of bilharziasis in Africa. In: Wolstenholme GEW (ed): Ciba Foundation Symposium on Bilharziasis, 127–149. London

Nessmann V, Trensz F (1928) Nouveaux cas de bilharziose intestinale à *Schistosoma haematobium* observés au Gabon. Ann Parasit 6:182–185

N'Galle-Edimo S (1972) Projet de lutte contre les hôtes intermédiaires des bilharzioses humaines du Cameroun, dans le cadre du III[e] plan quinquennal de développement économique et social. Bull Soc Path exot 65:686–698

Niewiadomska K (1979) Niektóre kierunki badań genetycznych nad Schistosomatidae. Wiad Parazyt 25:185–194

Pautrizel R, Tribouley J, Duret J (1964) Traitement des bilharzioses par le dimercaptosuccinate d'antimoine sodique. Bull Soc Path exot 57:1064–1071

Pautrizel R, Tribouley J, Gaubert J, Verdaguer S, Louisia G (1966) À propos d'un cas de bilharziose à *Schistosoma intercalatum*. Bull Soc Path exot 59:325–332

Pilsbry HA, Bequaert J (1927) The aquatic mollusks of the Belgian Congo. With a geographical and ecological account of Congo malacology. Bull Am Mus nat Hist 53:69–602

Pitchford RJ (1962) Diskussionsbemerkung zu Nelson et al. (1962)

Pitchford RJ (1965) Differences in the egg morphology and certain biological characteristics of some African and Middle Eastern schistosomes, genus *Schistosoma*, with terminal-spined eggs. Bull Wld Hlth Org 32:105–120

Pitchford RJ (1977a) A check list of definitive hosts exhibiting evidence of the genus *Schistosoma* Weinland, 1858 acquired naturally in Africa and the Middle East. J Helminth 51:229–252

Pitchford RJ (1977b) Absence of schistosomes in potentially endemic areas in Africa. In: Gear, JHS (ed): Medicine in a tropical environment (Proc int Symp, 19–23 July 1976, Pretoria, S. Africa). S 667–677.

Pitchford RJ, du Toit JF (1976) The shedding pattern of three little known African schistosomes under outdoor conditions. Ann trop Med Parasit 70:181–187

Ravisse P (1953) Sur un cas de bilharziose intestinale à *Schistosoma intercalatum*. Bull Soc Path exot 46:327–328

Raynal J (1929) Sur les localisations aberrantes des schistosomes chez l'homme. Rev Méd Hyg trop 21:115–122

Raynal J (1953) Sur les schistosomes africains. Méd trop 13:703–715

Ross GC (1976) Isoenzymes in *Schistosoma* spp.: LDH, MDH and acid phosphatases separated by isoelectric focusing in polyacrylamide gel. Comp Biochem Physiol 55B:343–346

Rousset J-J, Houin R, Buttner A (1962) Acido-alcoolo-résistance de divers œufs de schistosomes. Modification de la technique de Brygoo, Capron et Randriamalala. Ann Parasit 37:866–869

Schwetz J (1951a) Sur le problème actuel des bilharzioses humaines au Congo Belge. Bull Soc Path exot 44:195–202

Schwetz J (1951b) Nouvelles données sur *Schistosoma intercalatum* Fisher 1934. Compt rend Soc belge Biol 145:1257–1259

Schwetz J (1951c) A comparative morphological and biological study of *Schistosoma haematobium*, *S. bovis*, *S. intercalatum* Fisher, 1934, *S. mansoni* and *S. rodhaini* Brumpt, 1931. Ann trop Med Parasit 45:92–98

Schwetz J (1953) Sur les variations individuelles dans les œufs des schistosomes. Compt rend Soc belge Biol 147:2051–2053

Schwetz J (1954) Taxonomie des Planorbidae de l'afrique éthiopienne transmetteurs des schistosomiases humaines et animales. Revue analytique. Mém Acad Roy Sci colon Sect Sci nat méd 25:1–49

Schwetz J (1956a) Rôle of wild rats and domestic rats *(Rattus rattus)* in schistosomiasis of man. Trans R Soc trop Med Hyg 50:275–282

Schwetz J (1956b) Nouvelles recherches sur *Schistosoma intercalatum* Fisher. Ann Soc belge Méd trop 36:845–857

Schwetz J (1956c) Some new comparative investigations on three *Physopsis* borne schistosomes: *Schistosoma haematobium, S. bovis* and *S. intercalatum.* Am J trop Med Hyg 5:1071–1085

Schwetz J, Baumann H (1929) Observations helminthologiques sur les noirs de l'âge scolaire dans l'agglomeration de Stanleyville (Congo Belge). Ann Soc belge Méd trop 9:307–317

Schwetz J, Baumann H (1930) Note sur la bilharziose intestinale de la règion de Stanleyville. Rev Méd Hyg trop 22:138–141

Schwetz J, Fort M, Baumann H (1953) Sur les schistosomes actuellement (en 1953) connus en Afrique. Ann Soc belge Méd trop 33:687–696

Senft, AW, Maddison SE (1975) Hypersensitivity to parasite proteolytic enzyme in schistosomiasis. Am J trop Med Hyg 24:83–89

Sigam M (1970) Contribution à l'étude de l'endémie bilharzienne à *Schistosoma intercalatum* en République Fédérale du Cameroun. Etude particulière des foyers de: Penja, Eseka et Yaoundè (Melen). Thèse Fac Méd Univ. Nancy, 117 S

Sigam M (1971a) La bilharziose humaine à *S. intercalatum:* Étude faite à partir des foyers camerounais (I^re partie). J Sci méd Lille 89:163–169

Sigam, M (1971b) La bilharziose à *S. intercalatum.* Clinique-diagnostic, traitement et prophylaxie (2^e partie). J Sci méd Lille 89:269–281

Southgate VR (1978) On factors possibly restricting the distribution of *Schistosoma intercalatum* Fisher, 1934. 4th int Congr Parasit, 19.–26.8.1978, Warscawa; Short Communications C:108–109

Southgate VR (1978) On factors possibly restricting the distribution of *Schistosoma intercalatum* Fisher, 1934. Z Parasitenk 56:183–193

Southgate VR (1979) Host-parasite relationships between schistosomes and their intermediate hosts. Zbl Bakt Hyg, I Abt Ref 263:195–196

Southgate VR, Wijk HB van, Wright CA (1976) Schistosomiasis at Loum, Cameroon; *Schistosoma haematobium, S. intercalatum* and their natural hybrid. Z Parasitenk 49:145–159

Suldey E-W (1925) Infection double mixte par *Schistosomum mansoni* et *Schistosomum haematobium* chez un dysenterique amibien. Bull Soc Path exot 18:458–460

Taylor MG (1970) Hybridisation experiments on five species of African schistosomes. J Helminth 44:253–314

Taylor MG (1972) Comparative parasitological studies on African schistosomes and their hybrids. In: Doby JM (ed): Comptes rendus. 1er Multicolloque européen de Parasitologie, 405–407. Rennes

Taylor MG (1972b) Diskussionsbemerkung zu Wright et al. (1972). Trans R Soc trop Med Hyg 66:57–59

Taylor MG (1973) A comparison of the susceptibility to niridazole of *Schistosoma mansoni* and *S. intercalatum* in mice. Trans R Soc trop Med Hyg 67:245–249

Taylor MG, Andrew BJ (1973) Comparison of the infectivity and pathogenicity of six species of African schistosomes and their hybrids. 1. Mice and hamsters. J Helminth 47:439–453

Taylor MG, Nelson GS, Smith M, Andrews BJ (1973) Comparison of the infectivity and pathogenicity of six species of African schistosomes and their hybrids. 2. Baboons. J Helminth 47:455–485

Teesdale C Kainji Lake Research Project. Report on human helminthic infections in the Lake Kainji area, Nigeria, May–July 1970. WHO: AFR/PD/4, 8. Jan. 1971. 33 S.

Teesdale C (1972) Diskussionsbemerkung zu Wright et al. (1972). Trans R Soc trop Med Hyg 66:62

Tshiani K, Mbuyi M, Kaba S (1978) Intoxication par l'hycanthone (Etrénol). Méd d'Afrique noire 25:85–88

Warren KS (1973) The pathology of schistosome infections. Helm Abstr 42:591–633

Webbe G (1972) Diskussionsbemerkung zu Wright et al. (1972). Trans R Soc trop Med Hyg 66:60–61

Webbe G, James C (1971) The importation and maintenance of schistosomes of human and veterinary importance. In: Taylor AER, Muller R Isolation and maintenance of parasites in vivo, 77–107. Oxford

Webbe G, James C (1977) A comparison of the susceptibility to praziquantel of *Schistosoma haematobium*, *S. japonicum*, *S. mansoni*, *S. intercalatum* and *S. mattheei* in hamsters. Z Parasitenk 52:169–177

Wijk HB van (1969a) Infection with *Schistosoma intercalatum* in Mungo department, Cameroon. Trop geogr Med 21:362–374

Wijk HB van (1969b) *Schistosoma intercalatum*-infection in schoolchildren of Loum, Cameroon. Trop geogr Med 21:375–382

Wijk HB van (1975) *Schistosoma intercalatum*-infection in Mungo department, Cameroon. Acad Proefschrift Univ. Amsterdam, 155 S

Wijk HB van (1977) *Schistosoma intercalatum* infection in Mungo department, Cameroon. Diss Abstr int 38C:35

Wijk HB van, Elias EA (1975) Hepatic and rectal pathology in *Schistosoma intercalatum* infection. Trop geogr Med 27:237–248

Wolfe MS (1974) *Schistosoma intercalatum* infection in an American family. Am J trop Med Hyg 23:45–50

World Health Organization (1957) African Conference on Bilharziasis. Brazzaville, French Equatorial Africa, 26 Nov–8 Dec 1956. WHO Technical Report Series No 139

World Health Organization (1980) Epidemiology and control of schistosomiasis. Report of a WHO expert committee. WHO Technical Report Series No 643

Wright CA (1974) Snail susceptibility or trematode infectivity? J nat Hist 8:545–548

Wright CA (1977) Co-evolution of bulinid snails and African schistosomes. In: Gear JHS (ed.): Medicine in a tropical environment (Proc int Symp, 19–23 July, 1976, Pretoria, Africa). S 291–302. Cape Town – Rotterdam

Wright CA, Southgate VR (1976) Hybridization of schistosomes and some of its implications. In: Taylor AER, Muller R: Genetic aspects of host-parasite relationships. Symp Br Soc Parasit 14:55–86

Wright CA, Southgate VR, Knowles RJ (1972) What is *Schistosoma intercalatum* Fisher, 1934? Trans R Soc trop Med Hyg 66:28–56

Wright CA, Southgate VR, Ross GC (1979) Enzymes in *Schistosoma intercalatum* and the relative status of the Lower Guinea and Zaire strains of the parasite. Int J Parasit 9:523–528

Wright CA, Southgate VR, Wijk HB van, Moore PJ (1974) Hybrids between *Schistosoma haematobium* and *S intercalatum* in Cameroon. Trans R Soc trop Med Hyg 68:413–414

Wright WH (1947) The geographical distribution and molluscan intermediate hosts of the schistosomes maturing in man. National Inst Hlth Bull No 189:1–48

Wright WH (1973) Geographical distribution of schistosomes and their intermediate hosts. In: Ansari N (ed): Epidemiology and control of schistosomiasis (bilharziasis), S 32–249. Basel etc

Zellweger H (1940) Über die durch *Schistosomum intercalatum* hervorgerufene Intestinal-Bilharziose in Gabun. Arch Schiffs- u Tropenhyg 44:507–520

**Tabelle 1.** Lokalisation der in der Literatur angegebenen Fundorte von *Schistosoma intercalatum*[a]
*Table 1. Localities and areas where Schistosoma intercalatum has been found in man (compiled from the literature)*[a]

| Ort | Zahl der Unter-suchten | Zahl der Infizier-ten | Infek-tionsrate % | Bemerkungen | Autor |
|---|---|---|---|---|---|
| *Gabun* | – | 1 | – | in Paris diagnostiziert | GENTILINI et al. (1966) |
| – | – | 9 | – | in Paris diagnostiziert (6 Fälle aus Bas-Ogooué 1 Fall aus Batanga) | BARBIER (1969 |
| – | – | 1037 | – | 1961 von Routine- | GILLES (1971) |
| – | – | 489 | – | 1962 Laboratorien | |
| – | – | 584 | – | 1963 im ganzen Land | |
| – | – | 607 | – | 1964 diagnostizierte Fälle | |
| – | – | 775 | – | 1965 | |
| – | – | 1227 | – | 1966 | |
| – | – | 1990 | – | 1967 | |
| – | – | 867 | – | 1968 | |
| – | – | 2154 | – | 1969 | |
| – | – | 1644 | – | 1970 | |
| – | – | 66 | – | Erwachsene | LAPIERRE et al. (1978) |
| – | – | 36 | – | 18–30jährige Erwachsene | DECROOCQ (1969) |
| – | – | 1 | – | 13jähriger Schüler | LOUISIA (1964) |
| | | | | | PAUTRIZEL et al. (1966) |
| Departement Estuaire | | | | | |
| 1 Libreville (0.30 N, 9.25 E) | – | 2 | – | Infektion möglicherweise in Bas-Ogooué bzw. Mün-dungsgebiet des Como | CLAPIER (1923) |
| | – | 10 | – | 1951 | LALOUEL (1954) |
| | – | 39 | – | 1952 in Libreville | |
| | 8000 | 61 | 0,7 | 1953 diagnostiziert | |
| | – | 3 | – | 1964 in Lille diagnostiziert | BECQUET (1967a) |

**Tabelle 1** (Fortsetzung)
*Table 1 (continued)*

| Ort | Zahl der Unter-suchten | Zahl der Infizier-ten | Infek-tionsrate % | Bemerkungen | Autor |
|---|---|---|---|---|---|
| | 561 | 101 | 18,0 | Erwachsene | DESCHIENS & POIRIER (1967) |
| | 377 | 38 | 10,1 | 6–15jährige Schüler | |
| | – | 53 | – | | BECQUET (1968) |
| | – | 32 | – | in Paris diagnostiziert | BARBIER (1969) |
| | 624 | 129 | 20,7 | 6–15jährige Schüler | ODDOU u. GILLES (zit. n. GILLES 1971) |
| | 25142 | 1263 | 5,0 | von Routine-Lab. diagnostiziert | GILLES (1971) |
| | 102 | 5 | 4,9 | Herkunft der Patienten: Libre-ville (3) Ambove (1), Akurename I (1) | |
| | 722 | 41 | 5,7 | Einwohner | |
| | 91 | 18 | 19,7 | 5–12jährige Schüler | DAZO und BILES (1972) |
| Libreville u. Cocobeach | 113 | 3 | 2,6 | Herkunft des Patienten: Libre-ville (1) | GILLES (1971) |
| 2 Cocobeach (0.59 N, 9.34 E) | – | 14 | – | von Routine-Lab. diagnostiziert | GILLES (1971) |
| 3 Kango (0.15 N, 10.11 E) | – | 1 | – | von Routine-Lab. diagnostiziert | GILLES (1971) |
| Departement Haut Ogooué | | | | | |
| 4 Franceville (1.40 S, 13.31 E) | 3561 | 20 | 0,6 | Einwohner | GILLES (1971) |
| | – | 19 | – | von Routine-Lab. diagnostiziert | |
| | 183 | 10 | 5,5 | Erwachsene | GARIN et al. (1978) |
| 5 Okondja (0.03 S, 13.45 E) | – | 6 | – | von Routine-Lab. diagnostiziert | GILLES (1971) |
| | 140 | 33 | 23,6 | Erwachsene | GARIN et al. (1978) |
| 6 Leconi (1.34 S, 14.13 E) | 107 | 2 | 1,9 | Erwachsene | GARIN et al. (1978) |
| 7 Mo(u)anda (1.32 S, 13.17 E) | – | 2 | – | von Routine-Lab. diagnostiziert | GILLES (1971) |
| | 81 | 5 | 6,2 | Einwohner | GARIN et al. (1978) |
| Ambinda | 50 | 2 | 4,0 | Einwohner | GARIN et al. (1978) |
| N'Gouni | 57 | 1 | 1,7 | Einwohner | GARIN et al. (1978) |

**Tabelle 1** (Fortsetzung)
*Table 1* (continued)

| Ort | Zahl der Untersuchten | Zahl der Infizierten | Infektionsrate % | Bemerkungen | Autor |
|---|---|---|---|---|---|
| Kabaga | 55 | 1 | 1,8 | Einwohner | GARIN et al. (1978) |
| Onga | 66 | 3 | 4,5 | Einwohner | GARIN et al. (1978) |
| 8 Mounana (1.18 S, 13.13 S) | 260 | 10 | 3,8 | Einwohner | GARIN et al. (1978) |
| **Departement Moyen Ogooué** | | | | | |
| 9 Lambarene (0.41 S, 10.13 E) | – | 3 | – | im Krankenhaus diagnostiziert | NESSMANN und TRENSZ (1928) |
| | – | 7 | – | 1931 | ZELLWEGER (1940) |
| | – | 29 | – | 1932 | |
| | – | 43 | – | 1933 | |
| | – | 17 | – | 1934  im Krankenhaus | |
| | – | 18 | – | 1935  diagnostizierte Fälle | |
| | – | 22 | – | 1936  (1939: Januar–April) | |
| | – | 31 | – | 1937 | |
| | – | 136 | – | 1938 | |
| | – | 124 | – | 1939 | |
| | 233 | 74 | 31,8 | Schüler | |
| | – | 29 | – | von Routine-Lab. diagnostiziert | GILLES (1971) |
| | 2076 | 29 | 1,4 | Einwohner | |
| 9 N'Gomo | 264 | 61 | 23,1 | Schüler | ZELLWEGER (1940) |
| 9 Adendé | 149 | 37 | 24,2 | Schüler | ZELLWEGER (1940) |
| 9 Ndjolé (0.07 S, 10.45 E) | – | 11 | – | von Routine-Lab. diagnostiziert | GILLES (1971) |
| **Departement Ngounié** | | | | | |
| 10 Mouila (1.50 S, 11.02 E) | 5246 | 71 | 1,4 | Einwohner | GILLES (1971) |
| | – | 37 | – | von Routine-Lab. diagnostiziert | |
| 11 Ndende (2.22 S, 11.23 E) | – | 27 | – | von Routine-Lab. diagnostiziert | GILLES (1971) |
| Fougamou | – | 8 | – | von Routine-Lab. diagnostiziert | GILLES (1971) |
| 12 Mbigou (1.54 S, 12.00 E) | – | 1 | – | von Routine-Lab. diagnostiziert | GILLES (1971) |
| 13 Sindara (1.07 S, 10.41 E) | 121 | 7 | 5,8 | Schüler | ZELLWEGER (1940) |

**Tabelle 1** (Fortsetzung)
*Table 1 (continued)*

| Ort | Zahl der Unter-suchten | Zahl der Infizier-ten | Infek-tionsrate % | Bemerkungen | Autor |
|---|---|---|---|---|---|
| Department Nyanga | | | | | |
| 14 Tchibanga (2.49 S, 11.00 E) | 4071 | 25 | 0,6 | Einwohner | GILLES (1971) |
| | – | 16 | – | von Routine-Lab. diagnostiziert | |
| Department Ogooué-Ivindo | | | | | |
| – | 3856 | 30 | 0,8 | (vermutlich in Angaben für Makokou enthalten) | GILLES (1971) |
| 15 Makokou (0.38 N, 12.47 E) | – | 41 | – | von Routine-Lab. diagnostiziert | GILLES (1971) |
| Makokou-Distrikt | 1873 | 19 | 1,0 | alle Infizierten stammten aus Libreville | GILLES (1971) |
| 16 Mekambo-Distrikt | 991 | 1 | 0,1 | Patient stammt aus Omboué (Ogooué-Maritime) | GILLES (1971) |
| Department Ogooué-Lolo | | | | | |
| 17 Lastoursville (0.50 S, 12.44 E) | 61 | 1 | 1,5 | Erwachsene | GARIN et al. (1978) |
| Pana | 87 | 4 | 4,6 | Erwachsene | GARIN et al. (1978) |
| Massambi | 28 | 1 | 3,6 | Erwachsene | GARIN et al. (1978) |
| Boundji | 39 | 1 | 2,6 | Erwachsene | GARIN et al. (1978) |
| N'Dangui | 112 | 5 | 4,5 | Erwachsene | GARIN et al. (1978) |
| Departement Ogooué-Maritime | | | | | |
| 18 Port Gentil (0.40 S, 8.50 E) | 74 | 1 | 1,4 | Einwohner | GILLES (1971) |
| | – | 3 | – | von Routine-Lab. diagnostiziert | |
| | – | 1 | – | 5jähriges Kind | CASSAGNE und DISCAMPS (1977) |
| 19 Omboué (1.38 S, 9.20 E) | – | 7 | – | von Routine-Lab. diagnostiziert | GILLES (1971) |

**Tabelle 1** (Fortsetzung)
*Table 1 (continued)*

| Ort | Zahl der Unter-suchten | Zahl der Infizier-ten | Infek-tionsrate % | Bemerkungen | Autor |
|---|---|---|---|---|---|
| Department Woleu Ntem | | | | | |
| 20 Oyem (1.34 N, 11.31 E) | 1776 | 11 | 0,6 | Einwohner | GILLES (1971) |
| | – | 1 | – | von Routine-Lab. diagnostiziert | GILLES (1971) |
| 21 Bitam (2.05 N, 11.30 E) | – | 1 | – | von Routine-Lab. diagnostiziert | GILLES (1971) |
| Oyem- und Bitam-Distrikte | 2778 | 11 | 0,4 | 7 Infizierte hatten sich in Libreville, 4 in Kamerun aufgehalten | GILLES (1971) |
| *Zaire* | | | | | |
| – | – | 1 | – | In Belgien diagnostiziert | DECONINCK et al. (1970) |
| Oriental | | | | | |
| 22 Basoko (1.14 N, 23.36 E) | – | – | – | keine näheren Angaben | LIMBOS (zit. n. DECROOCQ 1969) |
| 23 Yalikina (0.46 N, 24.11 E) | – | – | – | keine näheren Angaben | FISHER (1934) |
| 23 Yakusu (0.38 N, 25.00 E) | – | 13 | – | Endstacheleier im Stuhl | CHESTERMAN (1923) |
| | 338 | 160 | 47,3 | Fischerfamilien | FISHER (1934) |
| 23 Yatumbo-Yawekelu | 215 | 107 | 49,8 | Fischerfamilien | FISHER (1934) |
| 23 Yakusu/Yatumbo-Yawekelu | 526 | 185 | 35,2 | Nicht-Fischer und Zugezogene | FISHER (1934) |
| 24 Bengamisa (0.58 N, 25.11 E) | – | 1 | – | Kind, das B. nie verließ | FISHER (1934) |
| 23 Kisangani (Stanleyville) (0.33 N, 25.14 E) | 955 | 33 | 3,5 | Schüler | SCHWETZ und BAUMANN (1929, 1930) |
| (u. Umgebung bis 23 km Entfernung) | 3069 | 88 | 2,8 | Schüler | GILLET und WOLFS (1954) |
| 23 Kisangani (Stanleyville) | 361 | 4 | 1,1 | Soldaten (aus verschiedenen Landesteilen) | SCHWETZ und BAUMANN (1930) |
| | – | 7 | – | In Belgien diagnostiziert | JANSSENS et al. (1963, 1965) |
| | – | 3 | – | in USA diagnostiziert | WOLFE (1974) |
| 23 Lula (8 km südl. Kisangani) | 251 | 97 | 38,6 | Einwohner | SCHWETZ (1956b) |
| 23 Kabalo (0.18 N, 25.30 E) | – | – | – | keine näheren Angaben | FISHER (1934) |

**Tabelle 1** (Fortsetzung)
*Table 1* (continued)

| Ort | Zahl der Untersuchten | Zahl der Infizierten | Infektionsrate % | Bemerkungen | Autor |
|---|---|---|---|---|---|
| 23 Ubundu (Ponthierville) | 106 | 16 | 15,1 | 7–12jährige Jungen | GILLET und WOLFS (1954) |
| (0.24 S, 25.30 E) | 48 | 3 | 6,2 | Lokele-Männer | |
| | 22 | 0 | 0,0 | Lokele-Frauen | |
| 25 Buta (2.49 N, 24.50 E) | – | 4 | – | Infektion vermutlich in Lokandu | VAN DEN BERGHE (1939) |
| 26 Irumu (1.30 N, 29.48 E) | – | 1 | – | Infektion vermutlich in Kisangani | VAN DEN BERGHE (1939) |
| 27 Kilo-Bambu (1.49 N, 30.10 E) | – | – | – | keine näheren Angaben | VAN DEN BERGHE (1939) |
| 28 Faradje (3.45 N, 29.43 E) | – | – | – | keine näheren Angaben | VAN DEN BERGHE (1939) |
| 29 Dungu (3.40 N, 28.32 E) | – | 1 | – | Publikation nicht eingesehen | OUZILLEAU (1914) |
| **Kivu** | | | | | |
| 30 Lokandu (2.34 S, 25.44 E) | – | 18 | – | bei Bevölkerung von ca. 2900 beobachtet | DEHOUSSE (zit. n. GILLET und WOLFS 1954) |
| 30 Kindu (3.00 S, 25.55 E) | 145 | 24 | 16,6 | 8–16jährige Jungen | GILLET und WOLFS (1954) |
| **Shaba** | | | | | |
| – | – | 3 | – | keine näheren Angaben | VAN DEN BERGHE (1934) |
| 31 Lubumbashi (Elisabethville) (11.41 S, 27.29 E) | – | – | – | Endstacheleier im Stuhl | SCHWETZ (1951a) |
| | – | 3 | – | Patienten aus Zaire (2) und Malawi (1) | MOUCHET (1918) |
| 32 Kisale-Katanga (8.25 S, 26.30 E) | – | – | – | Endstacheleier im Stuhl | CHARLIER und CHARLIER-COLLON (zit. n. LANE 1936) |
| 33 Bukama (9.13 S, 25.52 E) | – | 1 | – | Infektion vermutlich in Kabunga oder Kindu | DUPUY (1925) |
| **Kongo Central** | | | | | |
| 34 Kisantu (5.08 S, 15.09 E) | – | 1 | – | ohne nähere Angaben | TSHIANI et al. (1978) |

**Tabelle 1** (Fortsetzung)
*Table 1 (continued)*

| Ort | Zahl der Unter- suchten | Zahl der Infizier- ten | Infek- tionsrate % | Bemerkungen | Autor |
|---|---|---|---|---|---|
| **Bandundu** | | | | | |
| 35 Mushie (2.59 S, 16.55 E) | – | 2 | – | Frauen, die die Region nie verließen | LEJEUNE (zit. n. GILLET und WOLFS 1954) |
| **Equateur** | | | | | |
| 36 Lisala (2.08 N, 21.37 E) | – | 2 | – | in Kinshasa diagnostiziert | BENNICKE et al. (1976) |
| 37 Bumba (2.10 N, 22.30 E) | – | 1 | – | in Belgien diagnostiziert | JANSSENS et al. (1967) |
| 38 Kinshasa (Leopoldville) (4.18 S, 15.18 E) | – | 7 | – | Infektion vermutlich in Kisangani (4) und Lisala (2) | BENNICKE et al. (1976) |
| District de Bengalas | – | 1 | – | 8jähriges Mädchen Infektionsort unbekannt | LAGRANGE (1920) |
| **Kamerun** | | | | | |
| – | – | 6 | – | in Lille diagnostiziert | DECROOCQ (1969) |
| **Province du Centre Sud** | | | | | |
| 39 Bokito (4.24 N, 11.22 E) | 600 | 35 | 5,8 | Einwohner | DELAS et al. (1968) DESCHIENS und DELAS (1969) DESCHIENS et al. (1969) |
| 40 Eséka | 67 | 6 | 8,9 | Kindergartenkinder | DELAS et al. (1968) |
| | 1541 | 277 | 17,9 | Einwohner | DELAS et al. (1968) DESCHIENS und DELAS (1969) |
| | – | 35 | – | überwiegend Kinder | SIGAM (1970, 1971b) |
| | 49 | 16 | 32,6 | 5–12jährige Kinder | DAZO und BILES (1972a) |
| 41 Mbalmayo (3.30 N, 11.31 E) | 16 | 2 | 12,5 | Inf.: Familienangehörige eines Schülers in Obala | DELAS et al. (1968) DESCHIENS und DELAS (1969), DESCHIENS et al. (1969) |

**Tabelle 1** (Fortsetzung)
*Table 1 (continued)*

| Ort | Zahl der Untersuchten | Zahl der Infizierten | Infektionsrate % | Bemerkungen | Autor |
|---|---|---|---|---|---|
| 42 Nanga Eboko (4.38 N, 12.21 E) | ? | ? | ? | keine näheren Angaben | DESCHIENS et al. (1968b) |
| 43 Obala (50 km nördl. Yaoundé) | 140 | 8 | 5,7 | Schüler | DELAS et al. (1968) DESCHIENS und DELAS (1969), DESCHIENS et al. (1969) |
| 44 Yaoundé (3.51 N, 11.31 E) | 251 | 61 | 24,3 | keine näheren Angaben | DELAS et al. (1968), DESCHIENS und DELAS (1969), DESCHIENS et al. (1969) |
|  | – | 20 | – | überwiegend Erwachsene | SIGAM (1970, 1971b) |
| Province Littoral |  |  |  |  |  |
| 45 Edéa (3.47 N, 10.13 E) | – | 1 | – | in Lille diagnostiziert | BECQUET (1967a, b) |
|  | 123 | 11 | 8.9 | Kindergartenkinder | DELAS et al. (1968) |
|  | – | 216 | – | Krankenhausfälle | DESCHIENS und DELAS (1969), DESCHIENS et al. (1969) |
|  | 55 | 13 | 23,6 | 5–12jährige Kinder | DAZO und BILES (1972) |
| 46 Loum (4.42 N, 9.44 E) | 500 | 271 | 54,2 | 4–15jährige Kinder | VAN WIJK (1969b, 1975) |
|  | 99 | 33 | 38,4 | Kinder | VAN WIJK (1975) |
|  | 993 | 565 | 56,9 | Einwohner (IIFT) | VAN WIJK (1975) |
|  | 151 | 50 | 33,1 | Einwohner | VAN WIJK (1975) |
| 46 Ndongué, 10 km SW von Nkongsamba (4.59 N, 9,53 E) | – | 228 | – | Krankenhauspatienten (überwiegend aus Loum) | VAN WIJK (1969a) |
| 46 Nyombé (4.36 N, 9.42 E) | 60 | 9 | 15,0 | Alter 1–45 Jahre, jedoch überwiegend Jugendliche | BECQUET et al. (1969) |
| 46 Penja (unmittelbar N von Nyombé) | 296 | 29 | 9,8 | Kinder | BECQUET et al. (1969) |
|  | – | 30 | – | Krankenhausfälle | DESCHIENS und DELAS (1969) |
|  | – | 18 | – | überwiegend Kinder | SIGAM (1970, 1971b) |

**Tabelle 1** (Fortsetzung)
*Table 1 (continued)*

| Ort | Zahl der Untersuchten | Zahl der Infizierten | Infektionsrate % | Bemerkungen | Autor |
|---|---|---|---|---|---|
| Province de l'Ouest | | | | | |
| 47 Banja (5.12 N, 10.12 E) | – | 1 | – | in Lille diagnostiziert Infektion vermutlich in Yaoundé | BECQUET (1967a, b) |
| Province du Nord | | | | | |
| 48 Garoua (9.17 N, 13.22 E) | – | 60 | – | ohne nähere Angaben | DESCHIENS und DELAS (1969) |
| 49 Maroua (10.35 N, 14.20 E) | | | | | |
| 50 Ngaoundéré (7.20 N, 13.35 E) | | | | | |
| Kongo | | | | | |
| 51 Impfondo (1.36 N, 18.00 E) | – | 1 | – | Infektion vermutlich in Liranga (0.43 S, 17.32 E) | RAVISSE (1953) |
| 52 Irebou (0.40 S, 17.40 E) | – | 5 | – | Bevölkerung stammt überwiegend aus Irebou/Zaire | CLAPIER (1920) |
| Zentralafrikanische Republik | | | | | |
| 53 Bangui (4.23 N, 18.37 E) | – | 1 | – | $2^{1}/_{2}$ j. Mädchen | LE GAC et al. (1953) |
| | – | 1 | – | in Lille diagnostiziert | BECQUET (1967a, b) |
| | – | 1 | – | in Lille diagnostiziert | DECROOCQ (1969) |
| | – | 6 | – | von Zentrallab. diagnostiziert | DESCHIENS und DELAS (1969) |
| | – | 1 | – | Infektion vermutlich in Boyama | BECQUET und DECROOCQ (1973) |
| 54 Boyama (70 km SW von Bangui) | 92 | 13 | 14,5 | 12 ♀♀, 1 ♂ | BECQUET und DECROOCQ (1973) |
| 55 Miamane/Miaméré (8.51 N, 19.49 E) | 88 | 4 | 4,5 | Endstacheleier im Stuhl, die als S. haematobium bezeichnet werden | BRUMPT et al. (1962) |

**Tabelle 1** (Fortsetzung)
*Table 1* (continued)

| Ort | Zahl der Untersuchten | Zahl der Infizierten | Infektionsrate % | Bemerkungen | Autor |
|---|---|---|---|---|---|
| **Tschad** | | | | | |
| – | – | 1 | – | in Belgien diagnostiziert | JANSSENS et al. (1967) |
| 56 Ndjamena (Fort Lamy) | – | 2 | – | Krankenhausfälle | DESCHIENS und DELAS (1969) |
| (12.10 N, 14.59 E) | 13085 | 13 | 0,1 | Erwachsene; Infektionsort nicht gesichert (Mayo-Kebbi?) | DELPY et al. (1972) |
| **Mayo-Kebbi** | | | | | |
| 57 Bongor (10.18 N, 15.20 E) | | | | | |
| 58 Fianga (9.57 N, 15.09 E) | – | 2 | – | Missionare | BECQUET et al. (1970) |
| 59 Léré (9.41 N, 14.17 E) | | | | | |
| *Nigeria* | | | | | |
| 60 Kaduna (10.28 N, 7.25 E) | – | 1 | – | 14jähriger Junge | MORRISON (1927) |
| 61 Yelwa (10.48 N, 4.42 E) | 112 | 5 | 4,5 | 4–13jährige Schüler | TEESDALE (1971, 1972) |
| | 73 | 4 | 5,5 | „Dippensary"-Patienten | TEESDALE (1971) |
| 61 Gungun Sarki/Yelwa | 123 | 1 | 0,8 | Einwohner | TEESDALE (1971) |
| 61 Dörfer (Umgebung Yelwa) | 38 | 1 | 2,6 | Einwohner | TEESDALE (1971) |
| 61 Shagunu (Mitte der Westküste des Kainji-Sees) | 279 | 17 | 6,1 | Einwohner | TEESDALE (1971, 1972) |
| 62 Enugu (6.20 N, 7.29 E) | – | ? | – | keine näheren Angaben | DESCHIENS und DELAS (1969) |
| *Obervolta* | | | | | |
| – | – | 1 | – | Endstacheleier in Stuhl und Urin | RAYNAL (1929) |
| – | – | 1 | – | in Belgien diagnostiziert | JANSSENS et al. (1967) |
| 63 Ouagadougou (12.20 N, 1.40 W) | | | | | |
| 64 Ouahigouya (13.31 N, 2.20 W) | – | 1 | – | in Lille diagnostiziert | BECQUET und SAOUT (1969) |

[a] Die Numerierung stimmt mit derjenigen in der Kartenbeilage überein
The figures correspond to those in the map

<h1 style="text-align:center">Saisonkrankheiten in Nigeria*</h1>

Von

Erhard Hinz

mit 4 Abbildungen

## Einleitung

C. TROLL hat in seiner umfassenden Studie über die Jahreszeitenklimate der
Erde festgestellt, daß in den Tropen der Wechsel der hygrischen Jahreszeiten das
Naturgeschehen in gleicher Weise beherrscht wie in unseren Breiten der Wechsel
der thermischen Jahreszeiten. Sind es in den gemäßigten Klimaten Winter und
Sommer, in deren Wechsel sich Natur- und Menschenleben abspielen, so
bestimmen in den Tropen Regen- und Trockenzeit den Jahresrhythmus. Dies gilt
auch für das Auftreten parasitärer Krankheiten von Mensch und Tier (TROLL
1963). Wie JUSATZ (1966) in seinem 1963 gehaltenen Vortrag „Seasonal
Diseases and Bioclimatological Classification" nachweisen konnte, ist die vor
mehr als 30 Jahren von DE RUDDER aufgrund der Saisonverteilung verschiedener
Infektionskrankheiten vertretene Auffassung vom Vorhandensein einer indiffe-
renten Zone in den äquatornahen Gebieten der Erde nicht länger haltbar. Die
von ihm in den Ländern südlich der Sahara beobachtete jahreszeitliche Häufung
der Fälle von Cerebrospinalmeningitis (JUSATZ 1961) sowie von GANS et al.
(1961) und OWUSU (1962) durchgeführte Analysen über den Jahreszeitenver-
lauf der Masern in Westafrika ergaben nämlich, daß auch in dieser Zone
Infektionskrankheiten eine Saison aufweisen, die dort mit dem Wechsel der
hygrischen Jahreszeiten koinzidiert. Diese Feststellung veranlaßte JUSATZ, eine
Untersuchung über das Auftreten einzelner Infektionskrankheiten während des
Jahresablaufs in verschiedenen Klimazonen der Erde durchführen zu lassen
(AGUOCHA 1965). Auch das Ergebnis dieser Untersuchungen führte zu dem
Schluß, daß eine „indifferente Zone" nicht existiert.

Entsprechend der Zielsetzung dieser Untersuchungen, nämlich zu prüfen, ob
auch in den äquatornahen Ländern Saisonunterschiede im Auftreten von
Infektionskrankheiten vorliegen, wurden von AGUOCHA vor allem Unterlagen
der Weltgesundheitsorganisation ausgewertet, deren Summenangaben jeweils
das ganze Land betrafen. Im Rahmen von mir durchgeführter Erhebungen über
die Krankheitsverbreitung in Nigeria für das Schwerpunktprogramm der
Deutschen Forschungsgesellschaft „Afrika-Kartenwerk" war es nun aber möglich geworden, durch Auswertung regional gegliederter Angaben eine Analyse

---

* Mit Unterstützung der Deutschen Forschungsgemeinschaft

– 89 –

des Saisonverhaltens von Infektionskrankheiten für Teilgebiete eines einzelnen Landes vorzunehmen. Eine solche Analyse schien insofern erstrebenswert, als Nigeria (Fläche: 923 290 km$^2$) weder in geologischer, klimatischer und ethnischer Hinsicht noch im Hinblick auf die Vegetation, Hydrographie sowie die Religionszugehörigkeit seiner Bewohner eine Einheit darstellt. Ausgehend von den Mangrove-Sümpfen an der Küste im Süden, über die Süßwassersümpfe, den typischen Regenwald und die degradierte Waldzone dehnt sich das Land über die verschiedenen Savannentypen bis hin an den Rand der Sahara (vgl. BUCHANAN und PUGH 1962; KAUFMANN 1962; UDO 1970). Diese weite Palette der Unterschiede war Ursache, eine regional differenzierte Studie zu versuchen.

## Material und Methode

Die Datensammlung erfolgte während zweier Forschungsreisen in den Jahren 1965 und 1969 nach Nigeria. Die Reisen hatten Erhebungen in Südnigeria zum Ziel, welche die geomedizinische Bearbeitung des Kartenblattes „Südnigeria" im Rahmen des Schwerpunktprogrammes „Afrika-Kartenwerk" der Deutschen Forschungsgemeinschaft ermöglichen sollten. Als Unterlagen dienten die im Bundesgesundheitsministerium in Lagos und in den regionalen Gesundheitsministerien[1] in Ibadan, Benin, Enugu und Kaduna eingehenden Erfassungsbögen der Hospitäler und Gesundheitsämter. Ergänzungen wurden durch Einsichtnahme der Statistiken der Zentrale der Weltgesundheitsorganisation in Genf vorgenommen. Für die Auswertung konnten die Daten aus den Jahren 1961 bzw. 1962 bis 1968 für Lagos, Mittelwest, West- und Nordnigeria, für Ostnigeria die Unterlagen aus den Jahren 1961 bzw. 1962 bis 1966 berücksichtigt werden.

Zur Feststellung, ob regelmäßige Sequenzen in der Krankheitshäufigkeit auftraten, welche zur Annahme eines echten Saisoncharakters einer Erkrankung berechtigten, wurde für jede erfaßte Krankheit das Auftreten in den verschiedenen Jahren für die einzelnen Provinzen überprüft. Erst bei positivem Ausfall dieser Prüfung wurden die Fallzahlen aus den verschiedenen Jahren nach Vierwochenabschnitten oder monatsweise zusammengezogen. Um die eine Beurteilung erschwerenden Unterschiede in der absoluten Häufigkeit beim Vergleich der verschiedenen Provinzen auszuschalten, wurden nach einer von HABS (1952) im Welt-Seuchen-Atlas angewandten Methode die Vierwochen- bzw. Monatsmittel für jede Provinz mit 100 (%) festgelegt. Auf diese Weise konnte sowohl die Abweichung vom Durchschnitt direkt in Prozent ermittelt als auch das Saisonverhalten einer Erkrankung in verschiedenen Provinzen verglichen werden.

---

1 Bis zum Jahre 1968 war die Bundesrepublik Nigeria in Regionen gegliedert: Western, Midwest, Eastern und Northern Regions sowie Lagos als Federal Territory

Provinzen (Provinces):
1 Lagos und Colony
2 Delta
3 Yenagoa
4 Degema
5 Port Harcourt
6 Annang
7 Uyo
8 Calabar
9 Abeokuta
10 Ijebu
11 Benin
12 Onitsha
13 Enugu
14 Owerri
15 Umuahia
16 Abakaliki
17 Ogoja
18 Oyo
19 Ibadan
20 Ondo
21 Kabba
22 Benue
23 Sokoto
24 Katsina
25 Kano
26 Borno

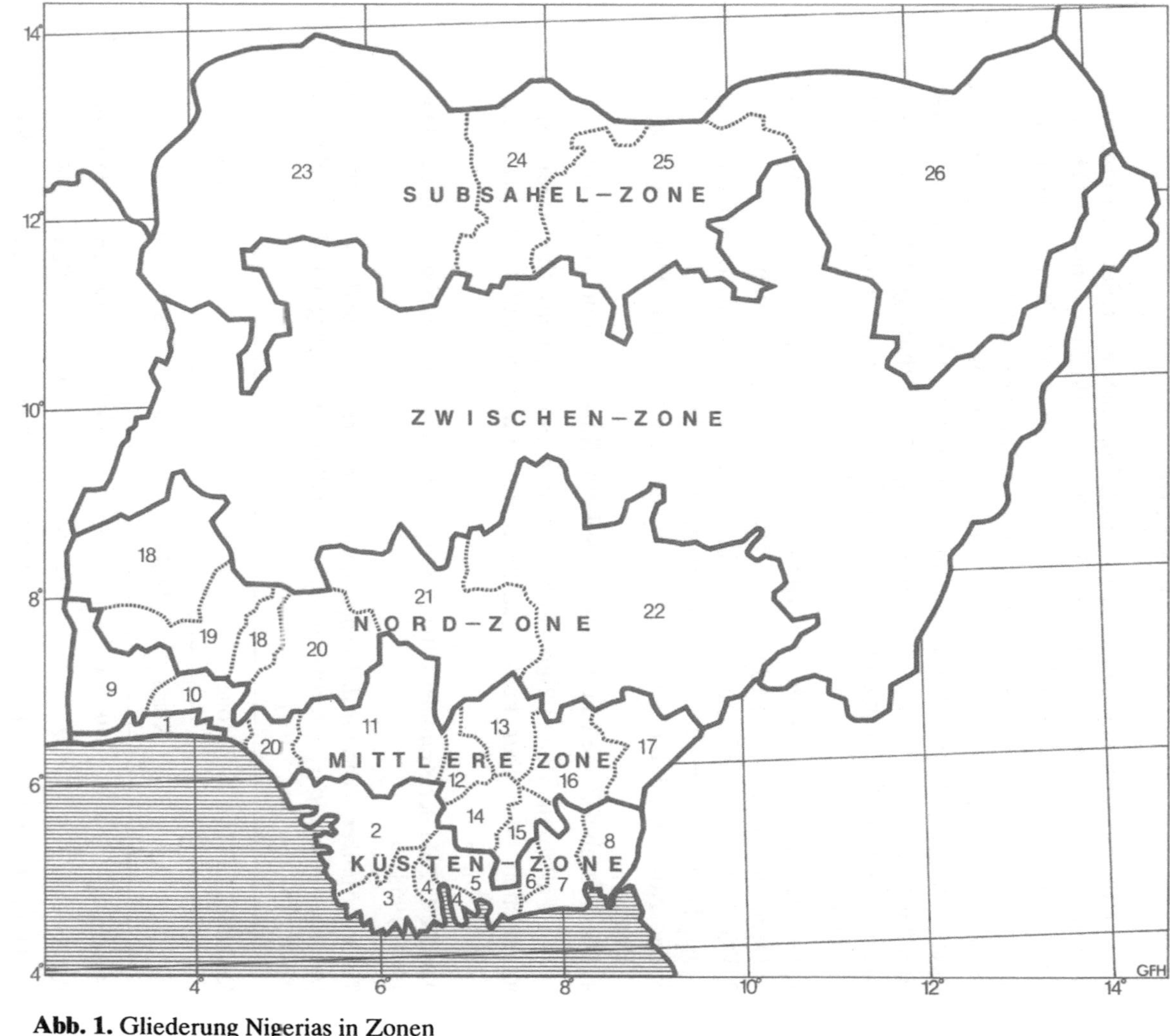


Abb. 1. Gliederung Nigerias in Zonen
Fig. 1. Division of Nigeria into zones

## Ergebnisse

Für die meisten ehemaligen Provinzen Südnigerias ließen sich eindeutige saisonale Fallhäufungen für Masern, Windpocken, Pocken, infektiöse Hepatitis, Keuchhusten, Cerebrospinalmeningitis, Frambösie und Malaria nachweisen. Die unterschiedlich starke Ausprägung in den einzelnen Provinzen rechtfertigte eine Zusammenfassung in drei Zonen; um festzustellen, ob sich die bei der Bearbeitung ermittelten Tendenzen in der gefundenen Weise nordwärts fortsetzen, wurde mit den Provinzen des äußersten, an die Sahara grenzenden Nordens Nigerias eine weitere Zone berücksichtigt. Bei den vier Zonen (Abb. 1) handelt es sich um

1. Die Küstenzone Südnigerias (neben Lagos die Provinzen Colony, Delta, Degema, Yenagoa, Port Harcourt, Uyo, Annang und Calabar),
2. Die mittlere Zone Südnigerias (die Provinzen Abeokuta, Jjebu, Benin, Enugu, Abakaliki, Ogoja, Onitsha, Owerri und Umuahia),
3. Die Nordzone Südnigerias (die Provinzen Oyo, Ibadan, Ondo, Kabba und Benue),
4. Die Subsahel-Zone (die Provinzen Sokoto, Katsina, Kano und Borno).

In Fällen, in denen benachbarte Zonen einen identischen oder nahezu identischen oder aber keinen ausgeprägten Saisonverlauf einer bestimmten

**Tabelle 1.** Zahl der Krankheitsfälle in den verschiedenen Zonen Nigerias in den Jahren 1961–1968

*Table 1. Number of cases in different zones of Nigeria reported for the years 1961 to 1968 (measles, chickenpox, infective hepatitis, smallpox, whooping cough, cerebrospinal meningitis, yaws and malaria)*

| Krankheit | Zone | | | | insgesamt |
|---|---|---|---|---|---|
| | Küste | Mitte | Nord | Subsahel | |
| Masern | 49 184 | 82 055 | 105 089 | 114 316 | 350 644 |
| Windpocken | 27 256 | 24 853 | 16 169 | 13 006 | 81 284 |
| infektiöse Hepatitis | 1 721 | 1 797 | 2 389 | 3 935 | 9 842 |
| Pocken | 945 | 688 | 3 354 | 15 313 | 20 300 |
| Keuchhusten | 9 238 | 24 879 | 29 583 | 17 748 | 81 448 |
| Cerebrospinal-<br>meningitis | 734 | 406 | 928 | 46 561 | 48 624 |
| Frambösie | 341 | 5 737 | 2 947 | 1 874 | 10 899 |
| Malaria | 68 093 | 153 779 | 205 959[a] | − | 427 831 |

[a] Nordzone ohne Benue und Kabba Provinzen

Erkrankung erkennen ließen, wurde eine gemeinsame Kurve erstellt. Die Berechnungen beruhen auf den in Tabelle 1 angeführten Fallzahlen.

## 1. Erkrankungen mit Häufigkeitsgipfel während der Trockenzeit

Die als klassische Saisonkrankheiten anzusprechenden Erkrankungen treten in Nigeria gehäuft – mit z. T. extremer Gipfelbildung – während der Trockenzeit auf; es handelt sich um Cerebrospinalmeningitis, Windpocken, Masern und Pocken. Ihre jahreszeitliche Verteilung soll nachfolgend kurz besprochen werden. Auf die Erörterung der Pocken (vgl. Abb. 2 d) kann hier jedoch verzichtet werden, nachdem die Ausrottungskampagne erfolgreich abgeschlossen wurde.

### *Meningitis cerebrospinalis*[2]

Der größte Teil Nigerias befindet sich innerhalb des sogenannten Cerebrospinalmeningitis-Gürtels, der in Afrika durch die 300 und 1100 mm Isohyeten umgrenzt ist (LAPEYSSONNIE 1963). Ihr Charakter als Saisonkrankheit wurde ausführlich von JUSATZ (1961) dargestellt (vgl. auch JONES 1970). Die differenzierte Analyse für die verschiedenen Zonen (vgl. Abb. 2a) läßt jedoch erkennen, daß Küstenzone und mittlere Zone keine Gipfelbildung aufweisen, möglicherweise weil diese weitgehend außerhalb des eigentlichen CSM-Gürtels liegen und nur eine sehr geringe Fallzahl aufweisen (Tabelle 1). Trotz der ebenfalls geringen Fallzahl in der Nordzone manifestiert sich hier die Meningokokken-Meningitis bereits als Saisonkrankheit mit dem Gipfel im 3. Vierwochenabschnitt (204,5%). Die Subsahel-Zone ist durch eine extreme Häufung der Erkrankungsfälle im darauffolgenden Vierwochenabschnitt charakterisiert (459,8%). Hier ereignen sich 90,6% aller Erkrankungen vom Beginn des zweiten bis zum Ende des vierten 4-Wochenabschnitts. Mit Einsetzen der Regenzeit erlöschen die epidemieartigen Ausbrüche; die Meningokokken-Meningitis verschwindet nahezu völlig.

---

2 Unter dieser Krankheitsbezeichnung sind auch Meningitis-Fälle eingeschlossen, die durch Infektionen der verschiedensten Virusarten verursacht werden können, jedoch wird das statistisch erfaßte Bild fast ausschließlich durch *Neisseria meningitidis* hervorgerufen und entsprechend den dortigen Official Reports als „Cerebrospinalmeningitis" registriert

E. Hinz

%
1u.2
3
4
a
CEREBROSPINALMENINGITIS

1
2
3
4
b
WINDPOCKEN

%
1u.2
3
4
c
MASERN

%
1
2
3
4
d
POCKEN

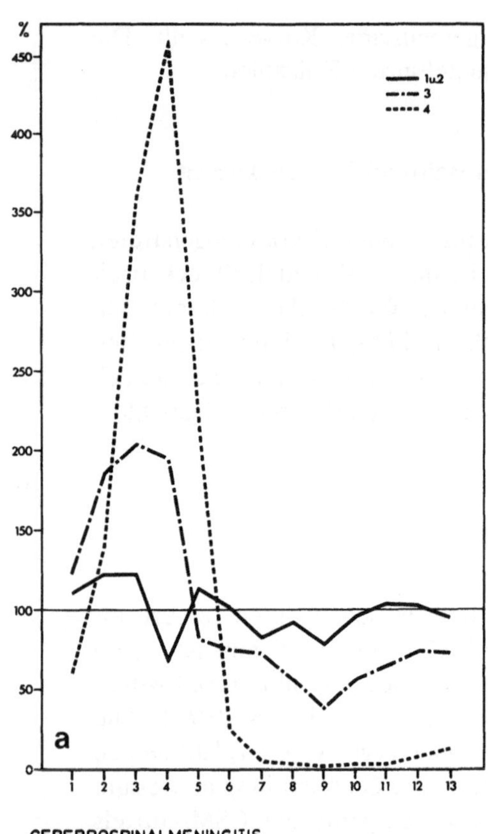

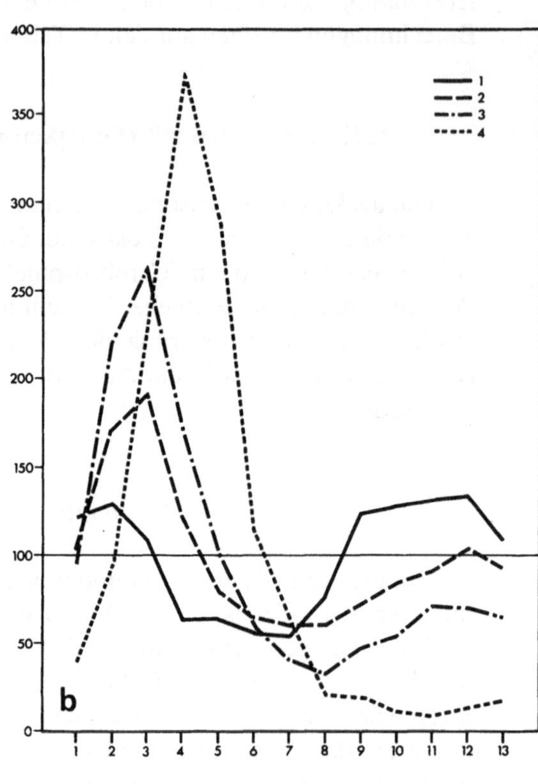

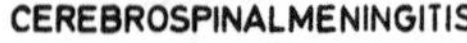

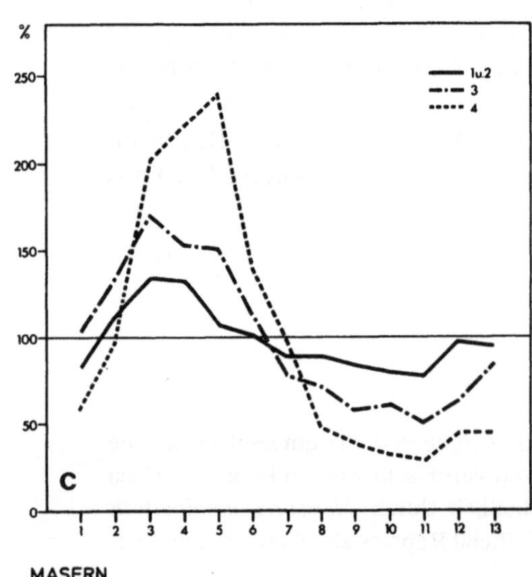

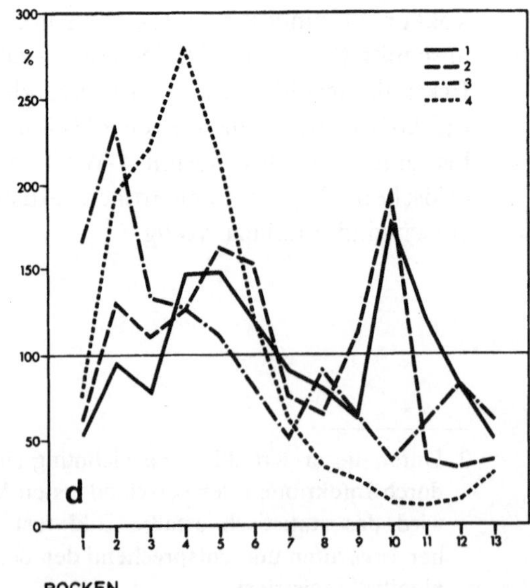

## Windpocken

Wegen der außerordentlich geringen Letalität der Windpocken sind Angaben in der Fachliteratur über ihr Vorkommen in Nigeria außerordentlich spärlich. Die hier vorgelegten Erhebungen lassen erstmals auf besonders eindrucksvolle Weise ihren Saisoncharakter für Nigeria demonstrieren wie auch die Abflachung der Saisongipfel von Nord nach Süd erkennen (Abb. 2b). Wie bei der Cerebrospinalmeningitis so werden auch bei den Windpocken die Saisongipfel in der Trockenzeit gefunden:

Subsahelzone:     373,9% im April.
Nordzone:         263,3% im März,
Mittelzone:       190,8% im März,
Küstenzone:       128,9% im Februar.

Außerdem ist auch hier zu beobachten, daß es um so früher zur Abnahme der saisonalen Häufung kommt, je äquatornäher die Gebiete liegen.

## Masern

Das Auftreten der Masern in Westafrika wurde erstmals im Jahre 1852 von DANIELL für Ghana beschrieben. Diese Infektionskrankheit stellt auch heute noch ein ernsthaftes Gesundheitsproblem für Nigeria dar, auf das bereits mehrfach hingewiesen wurde. Diese Tatsache führte auch dazu, daß – z.T. mit Unterstützung der Weltgesundheitsorganisation – großangelegte Impfaktionen in Angriff genommen wurden (vgl. HINZ 1980). Planung und Durchführung von Impfkampagnen müssen jedoch auch die Frage berücksichtigen, ob saisonale Häufungen der Erkrankung auftreten und ob geographische Unterschiede im Saisonverhalten vorliegen, so daß die hier angeführten Ergebnisse auch ihre praktischen Auswirkungen haben.

Der Saisonverlauf der Masern in Nigeria wurde in Abb. 2c dargestellt, wobei die Verhältnisse in Küsten- und mittlerer Zone wegen der großen Übereinstimmung zu einer gemeinsamen Kurve vereinigt wurden. Aus dem Diagramm geht

**Abb. 2a–d.** Das jahreszeitliche Vorkommen von Cerebrospinalmeningitis (**a**); Windpocken (**b**); Masern (**c**); Pocken (**d**) in Nigeria

*Fig. 2a–d. Seasonal distribution of cerebrospinal meningitis (a); chickenpox (b); measles (c); smallpox (d) in Nigeria*

1 Küstenzone – *coastal zone*
2 Mittlere Zone – *middle zone (of southern Nigeria)*
3 Nordzone – *northern zone (of southern Nigeria)*
4 Subsahelzone – *subsahel zone*

hervor, daß in Südnigeria die Zunahme der Masernhäufigkeit früher im Jahr erfolgt als in der Subsahel-Zone des Nordens. Der Kulminationspunkt wird im Süden bereits im 3. Vierwochenabschnitt mit 134,3% (Küstenzone), 133,9% (mittlere Zone) bzw. 170,6% (Nordzone) erreicht, während das Maximum für die Subsahel-Zone mit 240,1% erst ca. 8 Wochen später erreicht ist. Neben dieser zeitlichen Differenz im Auftreten der Maxima kommt deutlich zum Ausdruck, daß in Richtung Norden das Saisonverhalten stärker ausgeprägt ist.

### 2. Erkrankungen mit Häufigkeitsgipfel während oder kurz nach der Regenzeit

Neben den zuvor angeführten Erkrankungen, die in Nigeria besonders gegen Ende der Trockenzeit gehäuft auftreten, gibt es mit Malaria, Frambösie, Keuchhusten und Virushepatitis Krankheiten, die einem anderen Saisonrhythmus folgen. Ihre jahreszeitlichen Maxima fallen in die Regenzeit oder in die unmittelbar anschließende Periode.

### Malaria

Zur Beurteilung der saisonalen Verteilung der Malaria standen lediglich Daten für die damaligen Südregionen Nigerias (Western, Midwest und Eastern Regions), d.h. also, für Küstenzone, mittlere Zone und Nordzone (ohne die Provinzen Kabba und Benue) zur Verfügung. Diese Gebiete liegen innerhalb der 254 mm-Trockenzeit-Isohyete und damit im Bereich hyperendemischer Malaria (BRUCE-CHWATT 1951). Nach Angaben von KUDICKE (1969) ist jedoch der unmittelbare Küstenbereich durch geringere Malariahäufigkeit ausgezeichnet und als mesoendemisch anzusehen.

Die Analyse der mir zur Verfügung stehenden Daten läßt eine größere Malariahäufigkeit während der Regenzeit deutlich erkennen (Abb. 3c), doch erreichen die Maxima nicht so hohe Werte wie bei denjenigen Krankheiten, die einen Häufigkeitsgipfel während der Trockenzeit aufweisen. Nur sehr gering ist der Saisoncharakter für die Nordzone ausgeprägt, während Küstenzone und mittlere Zone einen nahezu identischen Verlauf erkennen lassen.

### Frambösie

Vor Einsetzen der Ausrottungskampagnen in den 50er Jahren war die Frambösie in weiten Teilen Südnigerias hyperendemisch verbreitet (vgl. z.B. WALTERS und ZAHRA 1957).

Als Erkrankung der feuchtwarmen Tropen, die gehäuft in Gebieten innerhalb der 27°-Jahresisotherme mit hoher Luftfeuchtigkeit vorkommt, nach

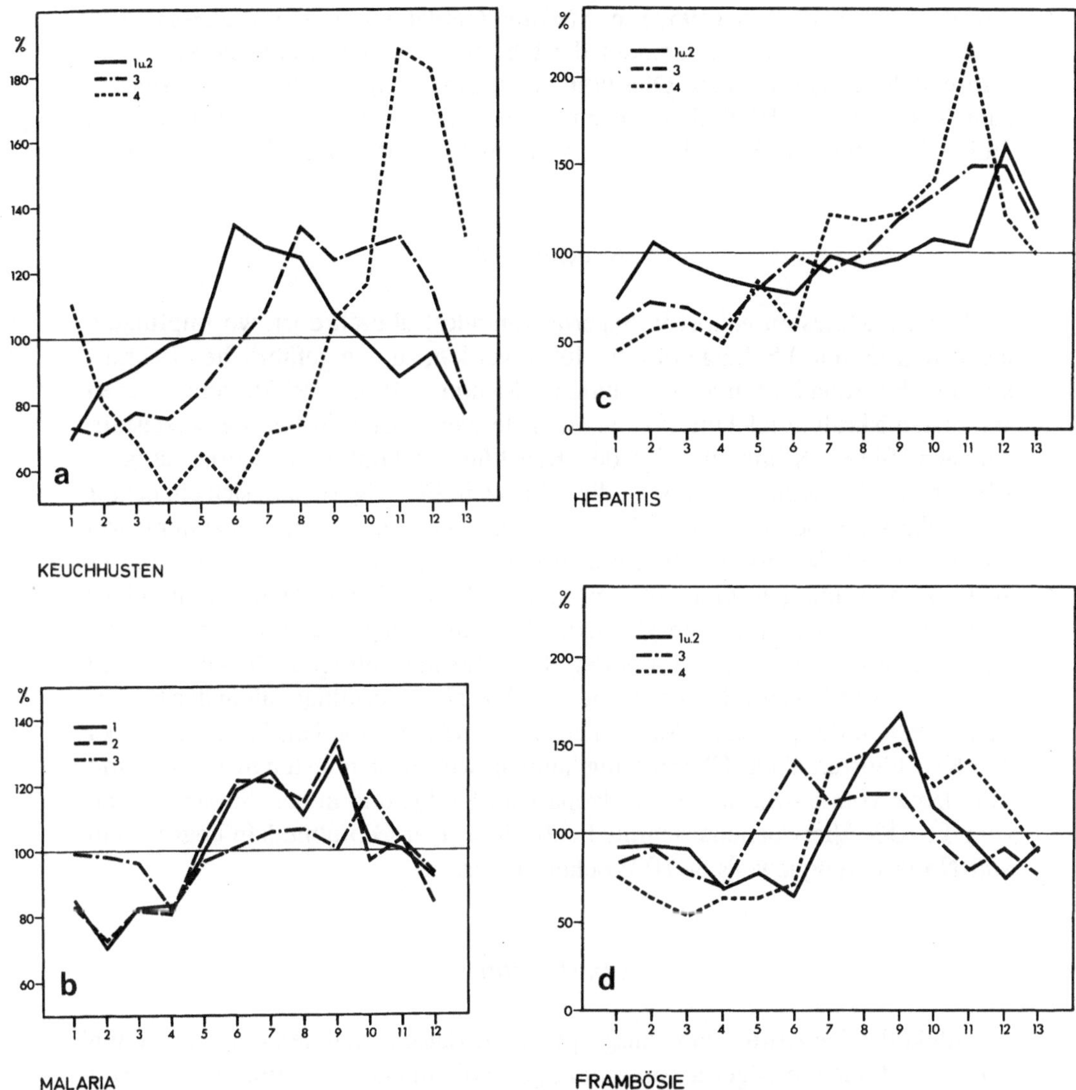


**Abb. 3a–d.** Das jahreszeitliche Vorkommen von Keuchhusten (**a**); Malaria (**b**); Hepatitis (**c**); Frambösie (**d**) in Nigeria

*Fig. 3.* Seasonal distribution of whooping cough *(a)*; malaria *(b)*; infective hepatitis *(c)*; yaws *(d) in Nigeria*

1 Küstenzone – *coastal zone*
2 Mittlere Zone – *middle zone (of southern Nigeria)*
3 Nordzone – *northern zone (of southern Nigeria)*
4 Subsahelzone – *subsahel zone*

Angaben von HACKETT (1953) in Afrika in Gebieten mit einem Jahresniederschlag von 1150–2280 mm, findet die Übertragung der Frambösie vor allem
während der Regenzeit statt. Dies kommt auch in der hier vorliegenden Analyse
zum Ausdruck. Die Häufigkeitsmaxima fallen in die Regenzeit; sie erreichen im
Süden ihre höchsten Werte im 9. Vierwochenabschnitt (167,7% vgl. Abb. 3d).

## Keuchhusten

Der Keuchhusten gehört in Nigeria zumindest überall dort, wo Impfungen
nicht in größerem Umfange durchgeführt werden, zu den gefährlichen Erkrankungen der Säuglinge und Kleinkinder (MORLEY 1959, 1963), zumal deren
Widerstandskraft durch Unter- bzw. Mangelernährung häufig herabgesetzt ist. In
den gemäßigten Klimaten zeigt der Keuchhusten Gipfel in mehrmonatigem
Rhythmus, also keine Bindung an die Jahreszeit. Für Nigeria läßt sich ein echter
Saisoncharakter lediglich für die Subsahel-Zone mit einem Maximum von
187,8% im 11. Vierwochenabschnitt nachweisen (Abb. 3a), jedoch kommt es
auch in den übrigen Gebieten zu einer überzufälligen Häufung in einer
bestimmten Jahreszeit; ein Vergleich der drei Kurven legt auch für Südnigeria die
Annahme eines Saisoncharakters dar: Die Maxima betragen für Küsten- und
Mittelzone 134,5%, für die Nordzone 134,2%. Noch auffälliger als in den bereits
besprochenen Beispielen ist der zeitliche Abstand der Gipfel im Jahresablauf bei
den Keuchhustenfällen. Überzufällig häufiger wird Keuchhusten in Küsten- und
Mittelzone vom 6.–8., in der Nordzone vom 8.–11. und in der Subsahel-Zone
vom 11.–13. Vierwochenabschnitt beobachtet. Der Gipfelmedian liegt also in
Süd-Nordrichtung jeweils 8–10 Wochen später.

## Virushepatitis

Infektiöse Hepatitis – eine ausgesprochene Saisonkrankheit der gemäßigten
Zonen – ist auch in Nigeria von großer gesundheitlicher Bedeutung. Inwieweit
die in den Medizinalstatistiken als „infective hepatitis" angeführte Form
ausschließlich oder überwiegend Virus-Typ-A-Hepatitis betraf, war nicht zu
entscheiden.

In Abb. 3b wurde die jahreszeitliche Verteilung von insgesamt 9842 Fällen
von „infective hepatitis" dargestellt. Die größte Häufigkeit wird in allen Zonen
nach dem Ende der Regenzeit beobachtet, wobei die Maxima im Norden etwas
früher als im Süden auftreten, nämlich in Nordnigeria mit 220,0% im 11., in der
Nordzone Südnigerias mit 149,6 und 150,7% im 11. und 12. und in Küsten- und
Mittelzone mit 161,5% im 12. Vierwochenabschnitt. Die Zeitverschiebung
beträgt also jeweils etwa zwei Wochen.

## Diskussion

Da saisonale Häufungen bestimmter Erkrankungen direkt oder indirekt durch die klimatischen Verhältnisse bestimmt werden, ist es erforderlich, das Jahreszeitenklima für den Untersuchungsraum Nigeria kurz zu umreißen.

Die für die Diagramme (Abb. 4) verwendeten Klimadaten beruhen auf Veröffentlichungen des NIGERIAN METEOROLOGICAL SERVICE (1963, 1964) und auf unveröffentlichten Angaben dieser Institution und stellen langjährige Mittel (10–68 Jahre) dar. Zur Charakterisierung der 4 Zonen wurden die Mittelwerte aus den Klimadaten der Provinzhauptstädte der jeweiligen Zone gebildet.

Für Nigeria gilt eine deutliche Trennung in Regen- und Trockenzeit (Abb. 4). Als Regenzeit gelten allgemein die Monate April/Mai bis Oktober, obwohl hier klare Unterschiede zwischen den Zonen nicht nur im Hinblick auf die Jahresniederschlagsmenge bestehen. Während es in den drei Südzonen keine niederschlagsfreien Monate gibt, sind in der Subsahel-Zone die Monate November bis März durch absolute Trockenzeit charakterisiert; während Südnigeria eine deutliche Cäsur der Regenzeit im sogenannten „August break" mit einer vorübergehenden Abnahme der Niederschläge aufweist, fallen zur gleichen Zeit in den sahelnahen Gebieten die Hauptregen und übertreffen hier – gemessen sowohl anhand der Gesamtmenge als auch anhand der Zahl der Regentage – selbst die durchschnittlichen Werte für die Küstenzone (Abb. 4a, b).

Entsprechend weisen Temperatur und Luftfeuchtigkeit im Jahresgang und zwischen den Zonen Unterschiede auf. Diese Unterschiede nehmen von der Küste zum Landesinnern hin zu (Abb. 4c–e) und sind in Übereinstimmung mit der Niederschlagshäufigkeit. Sie spiegeln damit den Wechsel der hygrischen Jahreszeiten wider. Eine Modifikation erfahren die Temperaturkurven, besonders hervortretend anhand der Monatsmittel der Tagesmaxima (Abb. 4c): Es liegt eine zweigipfelige Kurve vor; die niedrigsten Werte werden während des Höhepunktes der Regenzeit (August) gemessen; auf einen nachfolgenden Anstieg (September/November) kommt es zu einer neuerlichen Abnahme mit relativ niedrigen Tagesmaxima im Dezember und Januar, bedingt durch das Auftreten des Harmattan, eines sehr trockenen, aus der Sahara wehenden Windes. Die Temperaturen steigen darauf wieder bis zu Höchstwerten im April unmittelbar vor Beginn der Regenzeit.

Auch hinsichtlich der Luftfeuchtigkeit lassen sich Unterschiede zwischen den Zonen beobachten: Maximale und minimale relative Luftfeuchtigkeit zeigen im Süden die höchsten, im Norden die niedrigsten Werte. Jahreszeitliche Differenzen treten besonders in der Subsahel-Zone hervor (Abb. 4d, e). Für die drei Südzonen trifft dies – in schwächerer Ausprägung – nur auf die minimale relative Luftfeuchtigkeit zu.

Eine direkte Abhängigkeit der saisonalen Häufigkeit von den geschilderten Klimaverhältnissen läßt sich für die Frambösie darlegen. Ein feucht-heißes

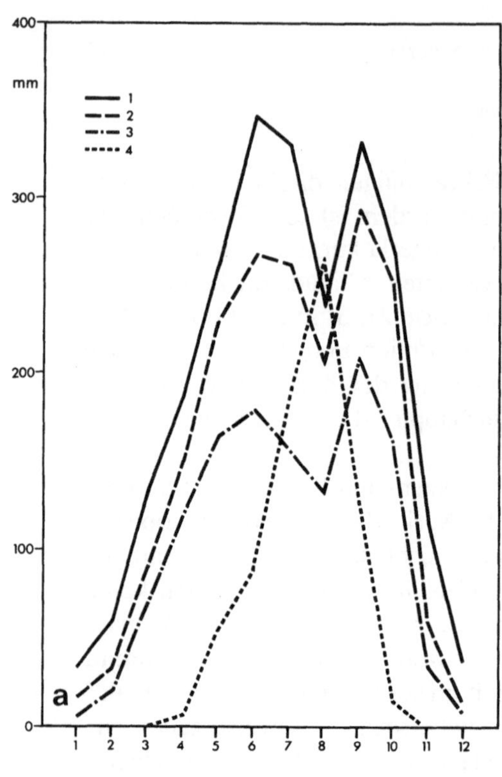

NIEDERSCHLAG

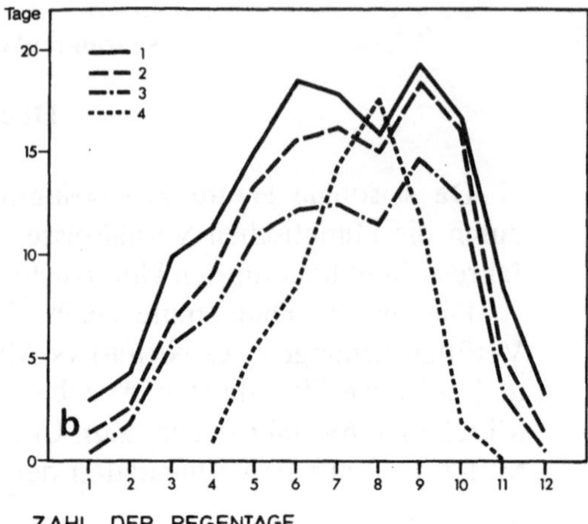

ZAHL DER REGENTAGE

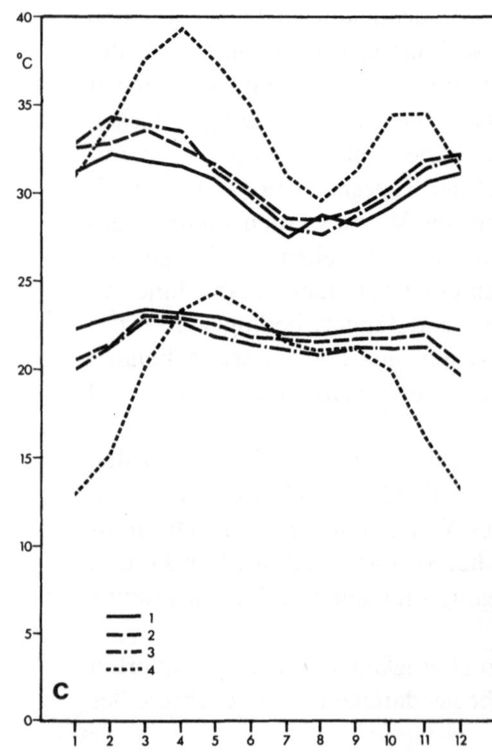

TEMPERATUR:

TAGESMAXIMA UND -MINIMA

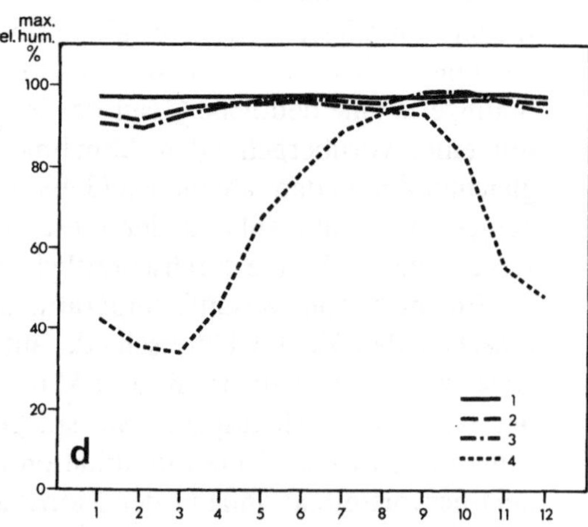

MAXIMALE REL. LUFTFEUCHTIGKEIT

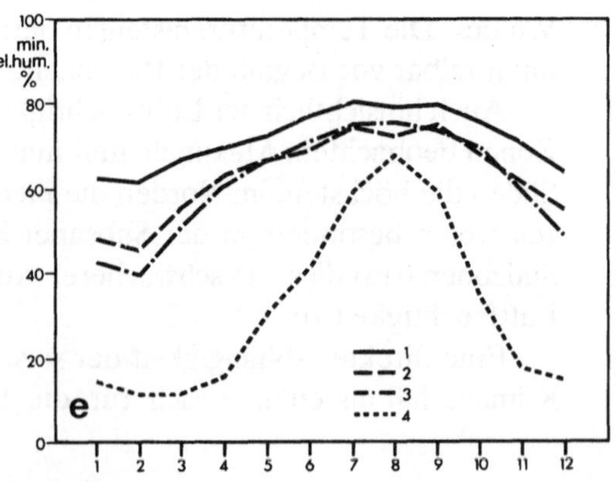

MINIMALE REL. LUFTFEUCHTIGKEIT

Milieu begünstigt ihre Übertragung. Nigeria liegt innerhalb der geforderten Jahresisotherme von 27°C, seine südlichen Landesteile weisen auch den entsprechenden Niederschlag von jährlich 1150–2280 mm auf (HACKETT 1953). Besonders günstige Verhältnisse herrschen hinsichtlich der Feuchte während der Regenzeit. Diese Bindung an die Regenzeit ist seit langem bekannt und gilt auch für andere afrikanische sowie für asiatische und südamerikanische Länder, in denen Frambösie endemisch ist.

Mit Sicherheit ist das Klima auch für die Malaria-Übertragung von entscheidender Bedeutung. Zwar liegt hier auch ein direkter Einfluß vor, da ja die Sporogonie-Dauer im Überträger temperaturabhängig ist (vgl. z.B. PAMPANA 1963), doch wird die jahreszeitliche Bindung in erster Linie durch die Überträgerdichte bestimmt. Generell wird die größte *Anopheles*-Dichte in Nigeria in den Regenzeitmonaten und unmittelbar im Anschluß daran erreicht (Mai–November; vgl. JOHNSON 1919; ANDERSON 1932; MUIRHEAD THOMSON 1948; MATTINGLY 1949; HANNEY 1960; SERVICE 1963; GARRETT-JONES und SHIDRAWI 1969).

Häufig sind dabei die Maxima der verschiedenen Species zeitlich versetzt: z.B. erreichte *Anopheles gambiae* seine größte Populationsdichte im April, *A. funestus* im Juli, *A. nili* im August *A. hargreavesi* im Oktober (ANDERSON 1932). Demzufolge kann sich die Übertragungshäufigkeit in den verschiedenen Gebieten saisonal in Abhängigkeit vom lokalen Hauptüberträger unterscheiden oder aber durch die Aufeinanderfolge der verschiedenen Arten bestimmt sein. Allerdings sind die saisonalen Schwankungen der Populationsdichte der Anophelen wesentlich deutlicher ausgeprägt als die jahreszeitlichen Unterschiede, die aufgrund der hier vorgelegten Daten für die Malariahäufigkeit in Nigeria festgestellt werden konnten.

Für die Unterschiede in der saisonalen Verteilung der Cerebrospinalmeningitis werden vielfach Klimaeinflüsse als bestimmend angeführt, doch sind Ursache und Wirkungsweise bisher unbekannt (WHITTLE und GREENWOOD 1976). Eine große Bedeutung für das Auftreten von CSM-Epidemien während der Trockenzeit kommt mit Sicherheit dem Harmattan, einem kalten aus der Sahara

◄**Abb. 4a–e.** Das Jahreszeitenklima in Nigeria: Niederschlag (**a**); Zahl der Regentage (**b**); Temperatur (**c**, Tagesmaxima und -minima), maximale relative Luftfeuchtigkeit (**d**); minimale relative Luftfeuchtigkeit (**e**)

*Fig. 4a–e. Seasonal climate of Nigeria: rainfall (a); number of raindays (b); mean daily maximum and minimum temperatures (c); mean daily maxima of relative humidity (d); mean daily minima of relative humidity (e)*

1 Küstenzone – *coastal zone*
2 Mittlere Zone – *middle zone (of southern Nigeria)*
3 Nordzone – *northern zone (of southern Nigeria)*
4 Subsahelzone – *subsahel zone*

wehenden Winde zu, sei es, daß er eine biotrope Wirkung ausübt, sei es, daß er die Menschen in engem Kontakt in Dörfern und Städten in den Wohnungen hält und damit die Übertragung begünstigt. Mit dem Einsetzen der Regenzeit brechen die Epidemien dann wieder zusammen (vgl. JUSATZ 1961).

GREENWOOD et al. (1979) diskutieren das Saisonverhalten der Cerebrospinalmeningitis am Beispiel einer Epidemie, die im Jahre 1977 in Zaria abgelaufen ist. Den jahreszeitlich bedingten Wechsel in der Feldarbeit und im Sozialverhalten des Menschen lehnen sie als Ursache für die regelmäßig auftretenden saisonalen Häufigkeitsunterschiede ab, da diese Faktoren innerhalb des Meningitis-Gürtels von Gebiet zu Gebiet erheblich variieren. Nach Ansicht von GREENWOOD et al. (1979) spielt die absolute Luftfeuchtigkeit die wichtigste Rolle: Durch eine niedrige Luftfeuchtigkeit kommt es infolge Störung der Abwehrmechanismen im Nasen-Rachen-Raum zur Resistenzverminderung und damit leichter zur Erkrankung.

Der bereits mehrfach für Nigeria beschriebene Saisonrhythmus der Masern (GANS et al. 1961; MORLEY und MACWILLIAM 1961; MORLEY 1962, 1964, 1969; MORLEY et al. 1963, 1964, 1967; COBBAN 1963; AGUOCHA 1965; SOFOWORA 1970; FOSTER und PIFER 1971), wird von MORLEY (1964) auf den Rhythmus der Feldarbeit in der weitgehend Ackerbau treibenden Bevölkerung zurückgeführt. Während der Trockenzeit, in der die Feldarbeit weitgehend ruht, kommt es zu vermehrten sozialen Kontakten; es werden Feste gefeiert und Verwandtenbesuche vorgenommen. Während solcher Zusammenkünfte und Feste werden Babies und Kleinkinder von den Müttern auf dem Rücken getragen, so daß eine Ausbreitung des Masernvirus mittels Tröpfcheninfektion besonders begünstigt wird. Dieses Verhalten resultiert in einer epidemieartigen Zunahme der Masernfälle in dieser Jahreszeit.

Auch für Windpocken kann die gleiche Ursache als ausschlaggebend für das gehäufte Auftreten während der Trockenzeit angesehen werden. Mit beginnendem Regen kommt es dann wieder zur Dispersion der Bevölkerung und damit zum Erlöschen der Epidemien. Für eine solche Erklärung sprechen auch die Unterschiede zwischen den verschiedenen Zonen. Besonders für Masern, Windpocken und Cerebrospinalmeningitis konnte ja nachgewiesen werden, daß die Saisonmaxima um so deutlicher ausgeprägt sind, je klarer Regen- und Trockenzeit voneinander geschieden sind. In der Küstenzone finden wir das ausgeglichenste Jahreszeitenklima ohne ausgeprägten Saisoncharakter der Infektionskrankheiten. In dieser Verhaltensweise der Infektionskrankheiten, die als „Indifferenz" im Sinne DE RUDDERS angesehen werden könnte, spiegelt sich die Klimaabhängigkeit der echten Saisonkrankheiten wider, indem die klimatischen Einflüsse sowohl der thermischen als auch der hygrischen Faktoren im Jahresablauf so geringe Unterschiede aufweisen, daß sie ohne Einfluß auf den Ablauf der Jahreskurve der betreffenden Infektionskrankheiten bleiben.

## Zusammenfassung

Anhand der offiziellen Meldeziffern des nigerianischen Bundesgesundheitsministeriums wurde das jahreszeitliche Auftreten verschiedener Infektionskrankheiten in den verschiedenen Provinzen Südnigerias untersucht und mit den Verhältnissen im äußersten Norden des Landes verglichen. Die Untersuchung gestattete, Südnigeria in drei Zonen (Küstenzone, mittlere Zone, Nordzone) zu gliedern. Sowohl für die Subsahelzone (äußerster Norden Nigerias) als auch für die drei Zonen Südnigerias läßt sich eine jahreszeitliche Bindung im Auftreten von Infektionskrankheiten nachweisen. Diese ist am deutlichsten in der Subsahelzone ausgeprägt; sie nimmt in Südnigeria zur Küste hin ab. Cerebrospinalmeningitis, Windpocken, Masern und Pocken weisen z. T. extreme Häufigkeitsgipfel in der zweiten Hälfte der Trockenzeit (Februar bis Mai) auf. Mit Beginn der Regenzeit brechen diese epidemieartigen Häufungen zusammen. Malaria, Frambösie, Keuchhusten und Virushepatitis treten dagegen gehäuft während oder unmittelbar nach der Regenzeit auf.

Die Unterschiede im Jahresablauf lassen sich auf das Jahreszeitenklima zurückführen. Der Wechsel von Regen- und Trockenzeit bewirkt vor allem einen Wechsel von Konzentration und Dispersion der überwiegend Ackerbau betreibenden Bevölkerung. Konzentration und Dispersion sind aber in erster Linie verantwortlich für die häufige oder seltene Übertragung infektiöser Keime. Das unterschiedliche Auftreten – insbesondere von Cerebrospinalmeningitis, Windpocken, Masern und Pocken – im Jahresablauf ist daher von den hygrischen Jahreszeiten und somit vom Klima abhängig.

## Seasonal Diseases in Nigeria
## Summary

On the basis of official figures from the Nigerian Federal Ministry of Health, the annual incidence of various infectious diseases in the various provinces of Southern Nigeria was investigated and compared with the prevailing situation in the furthermost north of the country. On the basis of the investigation, Southern Nigeria can be divided into three zones (coastal zone, central zone, and northern zone). Both in the Subsahel zone (furthermost north of Nigeria) and in the three zones of Southern Nigeria a correlation was found between the seasonal course of the year and the occurrence of infectious diseases. This is most evident in the Subsahel zone; it declines in S. Nigeria towards the coast. Cerebrospinal meningitis, chickenpox, measles, and smallpox show, at times, extremely high peaks of frequency in the second half of the dry season (February to May). With the onset of the rainy season, these epidemic-like accumulations stop. Malaria, yaws, whooping cough and viral hepatitis, on the other hand, increase during or immediately after the rainy season.

These differences can be traced to seasonal variations in the climate. The change from the rainy to the dry season brings about above all a shift in the concentration and dispersion of the largely agricultural population; and concentration and dispersion are chiefly responsible for the frequent or infrequent transmission of infectious agents.

The differing rates of occurrence in the course of a year – especially of cerebrospinal meningitis, chickenpox, measles, and smallpox – is thus dependent upon the hygric seasons and, ultimately then, upon the climate.


## Literatur


Aguocha OB Über das Auftreten der einzelnen Infektionskrankheiten während des Jahresablaufs in verschiedenen Klimazonen der Erde. Diss Med Fak Univ Heidelberg 1965

Anderson D (1932) Notes on mosquito-borne diseases in Southern Nigeria. III. Differences in the periodicity of various mosquitoes. J trop Med Hyg 35:305–308

Bruce-Chwatt LJ (1951) Malaria in Nigeria. Bull Wld Hlth Org 4:301–327

Buchanan KM, Pugh JC (1962) Land and people in Nigeria

Cobban KMcL (1963) Measles in Nigerian children. W Afr med J 12:18–23

Daniell WF (1852) On the epidemic rubeola of Accra, West Coast of Africa. Dublin quart J med Sci 14:25–33

Foster SO, Pifer JM (1971) Mass measles control in West and Central Africa. Afr J med Sci 2:151–158

Gans B, Macnamara FN, Morley DC, Thomson SW, Watt A (1961) Some observations on the epidemiology of measles in West Africa. W Afr med J 10:253–262

Garrett-Jones C, Shidrawi GR (1969) Malarial vectorial capacity of a population of *Anopheles gambiae*. An exercise in epidemiological entomology. Bull Wld Hlth Org 40:531–545

Greenwood BM, Bradley AK, Cleland PG, Haggie MHK, Hassan-King M, Lewis LS, Macfarlane JT, Taqi A, Whittle HC, Bradley-Moore AM, Ansari Q (1979) An epidemic of meningococcal infection at Zaria, Northern Nigeria. 1. General epidemiological features. Trans R Soc trop Med Hyg 73:557–562

Habs H (1952) Abdominaltyphus. In: Rodenwaldt E: Welt-Seuchen-Atlas Bd I, S 1–5. Hamburg 1952–1961

Hackett CJ (1953) Extent and nature of the yaws problem in Africa. Bull Wld Hlth Org 8:129–182

Hanney PW (1960) The mosquitos of Zaria Province, Northern Nigeria. Bull ent Res 51:145–171

Hinz E (1980) Geomedizin – Westafrika (Nigeria, Kamerun) 4°–8° N, 3° 20′–9° 20′ E: Infektionskrankheiten – Epidemiologie und Häufigkeit. Beiheft zu Blatt 14. Afrika-Kartenwerk der Deutschen Forschungsgemeinschaft (im Druck)

Johnson WB (1919) Domestic mosquitos of the Northern Provinces of Nigeria. Bull ent Res 9:325–332

Jusatz HJ (1961) Cerebrospinalmeningitis 1927–1958. In: Rodenwaldt E, Jusatz, HJ: Welt-Seuchen-Atlas, Bd III, S 39–44b. Hamburg 1952–1961

Jusatz HJ (1966) Seasonal diseases and bioclimatological classification. Biometeorology 2:944–947

Kaufmann H (1962) Nigeria. Die Länder Afrikas Bd 2

Kudicke GCW (1969) Malaria-Epidemiologie im West-Staat von Nigeria. Pers Mitt

Lapeyssonnie L (1963) Le méningite cérébro-spinale en Afrique. Bull Wld Hlth Org 28 Suppl, 114 S

Mattingly PF (1949) Studies on West African forest mosquitoes. I. The seasonal distribution, biting cycle and vertical distribution of four of the principal species. Bull ent Res 40:149–168

Morley DC (1959) A pattern for the development of child welfare in developing countries. Mother & Child 30:163

Morley DC (1962) Measles in Nigeria. Am J Dis Child 103:230–233

Morley DC (1963) A medical service for children under 5 years of age in West Africa. Trans R Soc trop Med Hyg 57:79–88

Morley DC (1964) The severe measles of West Africa. Proc R Soc Med 57:846–849

Morley DC (1969) Severe measles in the tropics. Br med J 1: 363–365

Morley DC, MacWilliam KM (1961) Measles in a Nigerian community. W Afr med J 10:246–253

Morley DC, Martin WJ, Allen I (1967) Measles in West Africa. W Afr med J 16:24–31

Morley DC, Woodland M, Martin WJ (1963) Measles in Nigerian children. A study of the disease in West Africa, and its manifestations in England and other countries during different epochs. J Hyg 61:115–134

Muirhead Thomson RC (1948) Studies of *Anopheles gambiae* and *A. melas* in and around Lagos. Bull ent Res 38:527–558

Nigerian Meteorological Service (1963) Mean monthly rainfall and raindays (revised to 1960). Metereological Note No 4

Nigerian Meteorological Service (1964) Temperatures and humidities (averages and extremes) 1951–1960. Metereological Note No 14

Owusu BD (1962) Über das Vorkommen von Keuchhusten und Masern als Kinderkrankheiten im tropischen Afrika. Diss Med Fak Univ Heidelberg

Pampana E (1963) A textbook of malaria eradication. London New York Toronto

Service MW (1963) The ecology of the mosquitoes of the Northern Guinea savannah of Nigeria. Bull ent Res 54:601–632

Sofowora EO (1970) The influence of immunisation on the prevalence of measles in a rural community. J trop Pediat 16:184–187

Troll C (1963) Jahreszeitenklimate der Erde. Der jahreszeitliche Ablauf des Naturgeschehens in den verschiedenen Klimagürteln der Erde. In: Landsberg HE, Lippmann H, Paffen KH, Troll C: Weltkarten zur Klimakunde, S 7–18 (hrsg von Rodenwaldt E und Jusatz HJ). Berlin Göttingen Heidelberg

Udo RK (1970) Geographical regions of Nigeria. London Nairobi Ibadan

Walters JH, Zahra A (1957) The aetiology of Dupuytren's contracture in Eastern Nigeria. Trans R Soc trop Med Hyg 51:346–352

Whittle HC, Greenwood BM (1976) Meningococcal meningitis in the northern savanna of Africa. Tropical Doctor 6:99–104

# Geographical Distribution of
# Schistosoma intercalatum
# in Africa until 1980
### by   Erhard Hinz

Active foci, diagnosis ascertained

Localities with ascertained diagnosis

Localities before 1940, retrospectively, diagnosis not ascertained

Localities after 1950, diagnosis not ascertained

Tropical evergreen lowland rain forest

Tropical semideciduous lowland rain forest

Moist savanna

Dry savanna

Thorn savanna

Inundation savanna and swamps

Tropical dry forest

Tropical semidesert

Sector of the map of Africa
1 : 20 000 000  of the Geomedical Research Unit

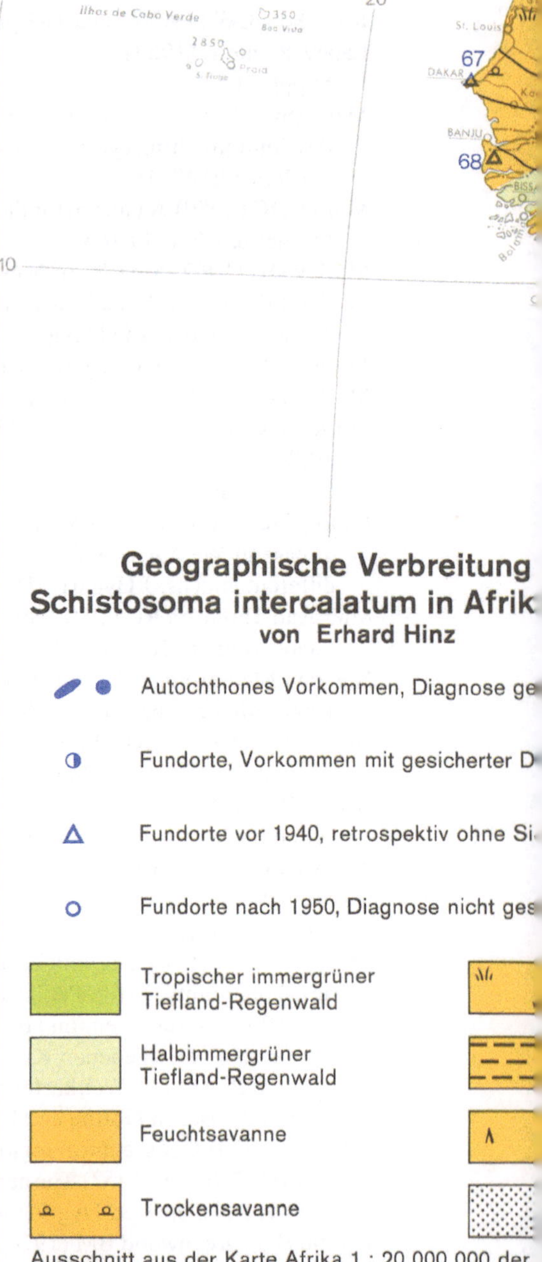


# Geographische Verbreitung
# Schistosoma intercalatum in Afrik
### von   Erhard Hinz

Autochthones Vorkommen, Diagnose ge

Fundorte, Vorkommen mit gesicherter D

Fundorte vor 1940, retrospektiv ohne Si

Fundorte nach 1950, Diagnose nicht ges

Tropischer immergrüner Tiefland-Regenwald

Halbimmergrüner Tiefland-Regenwald

Feuchtsavanne

Trockensavanne

Ausschnitt aus der Karte Afrika 1 : 20 000 000 der

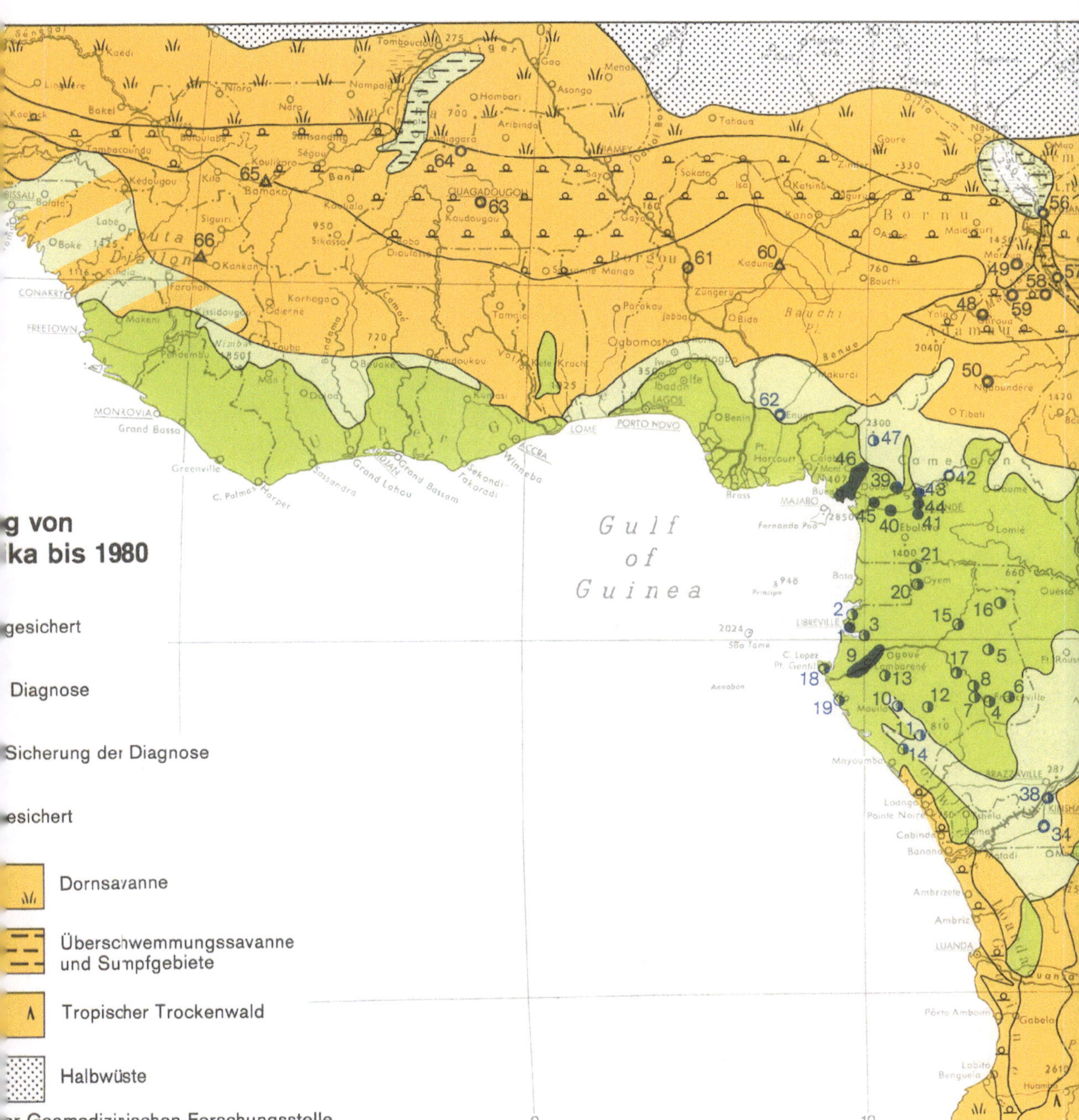

g von
ka bis 1980

gesichert

Diagnose

Sicherung der Diagnose

esichert

Dornsavanne

Überschwemmungssavanne
und Sumpfgebiete

Tropischer Trockenwald

Halbwüste

er Geomedizinischen Forschungsstelle

en, Heidelberg, Federal Republic of Germany

Gulf
of
Guinea

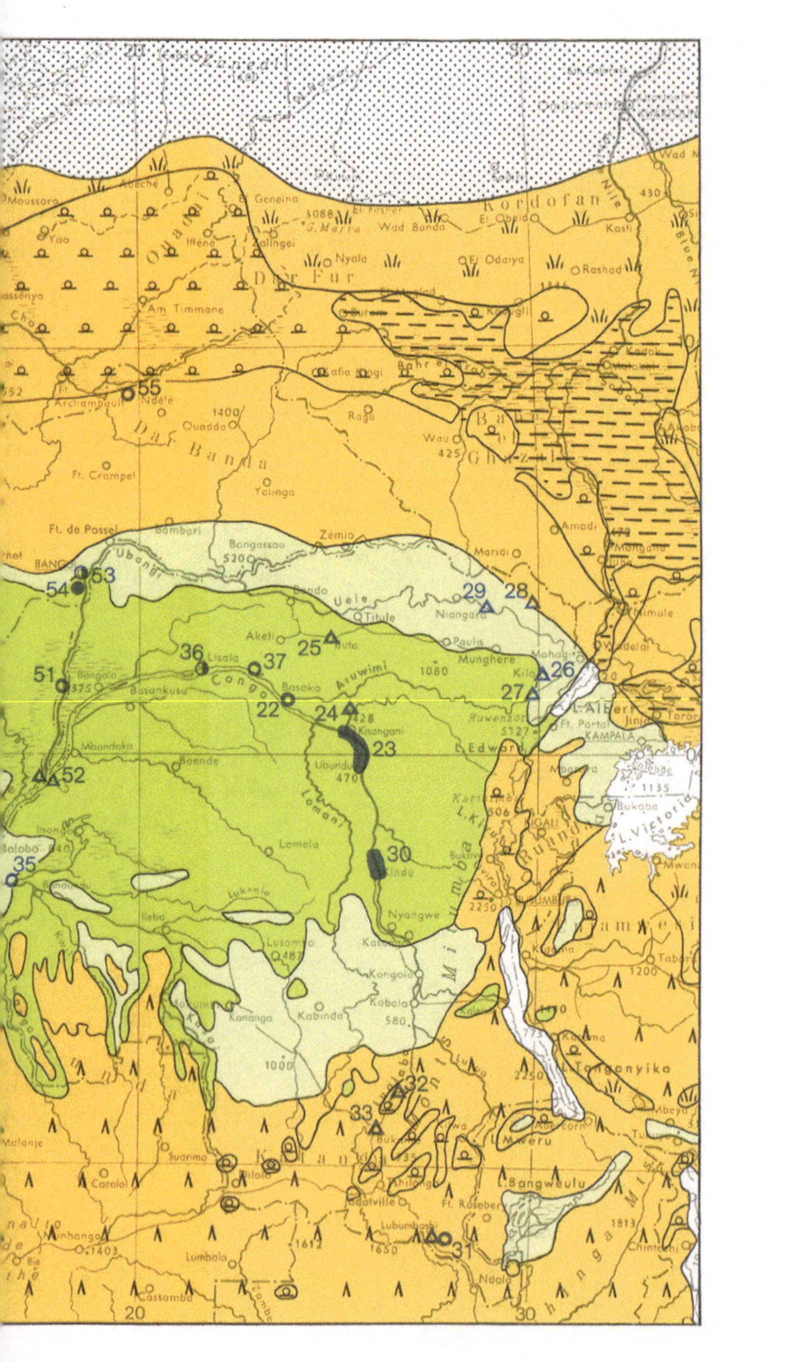

# Sitzungsberichte der Heidelberger Akademie der Wissenschaften
## Mathematisch-naturwissenschaftliche Klasse
### Erschienene Jahrgänge